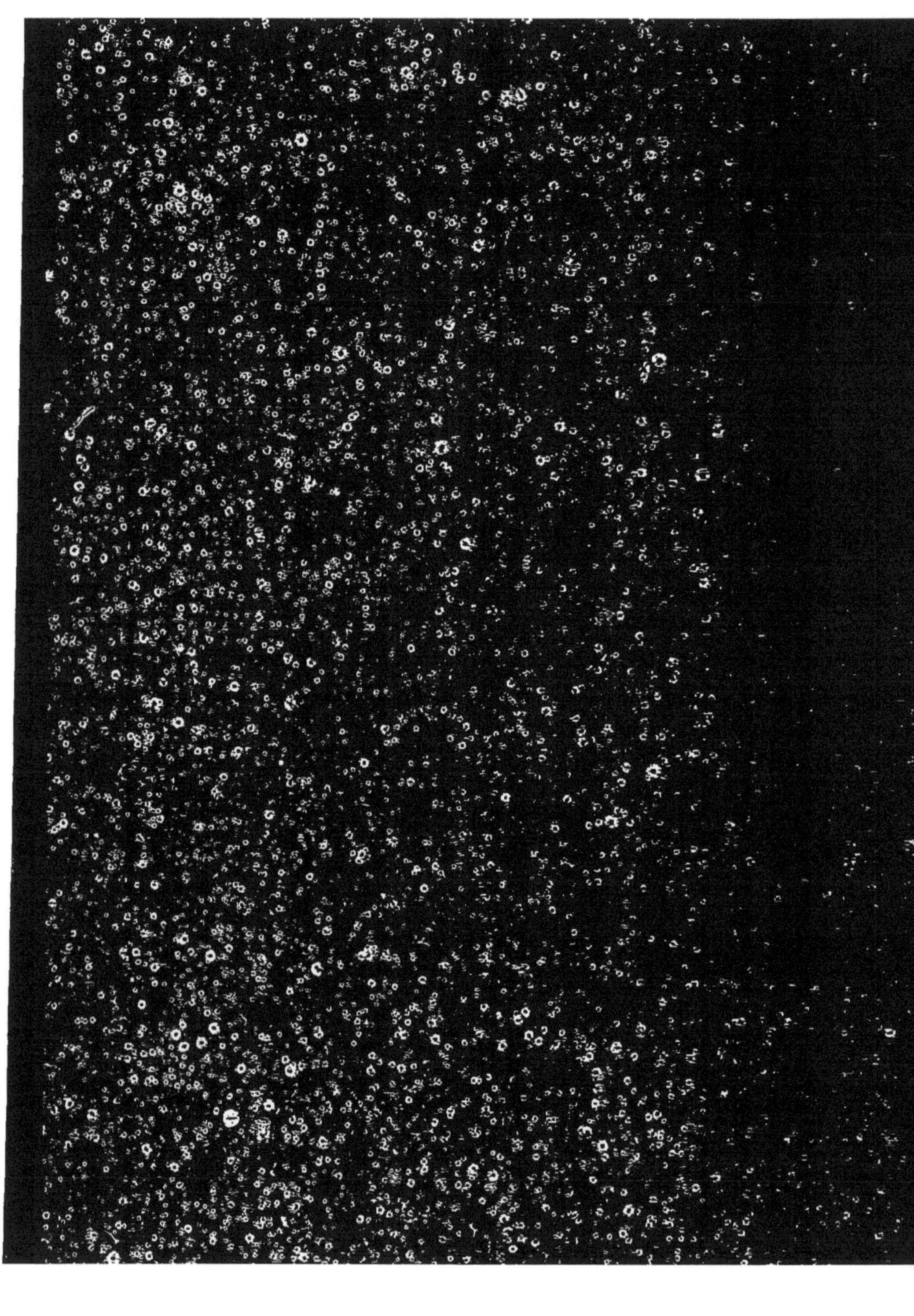

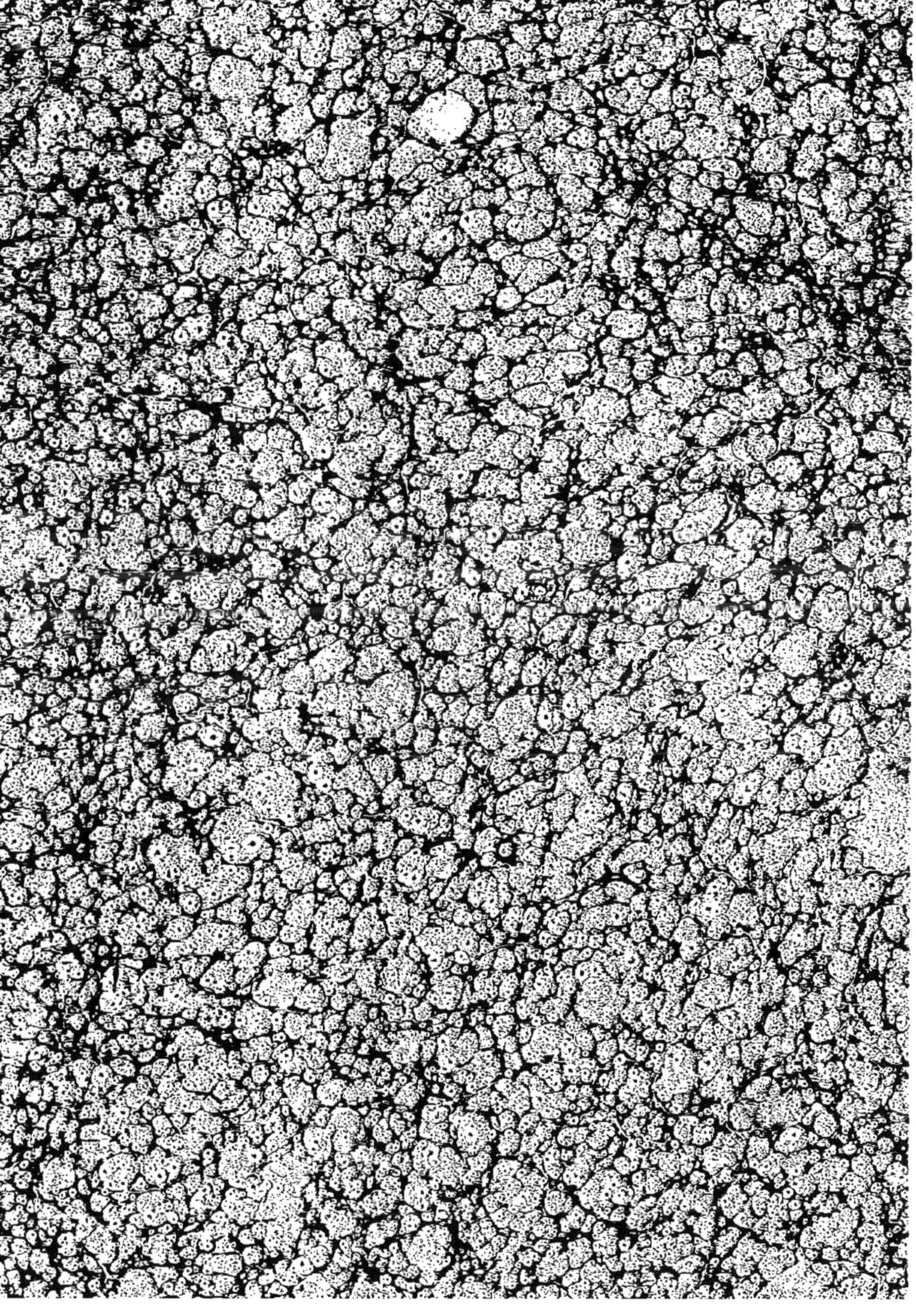

HYGIÈNE

DE

L'ARRONDISSEMENT DE PAU.

HYGIÈNE

DE

L'ARRONDISSEMENT DE PAU,

Par J.-F. DEFFIS,

DOCTEUR-MÉDECIN.

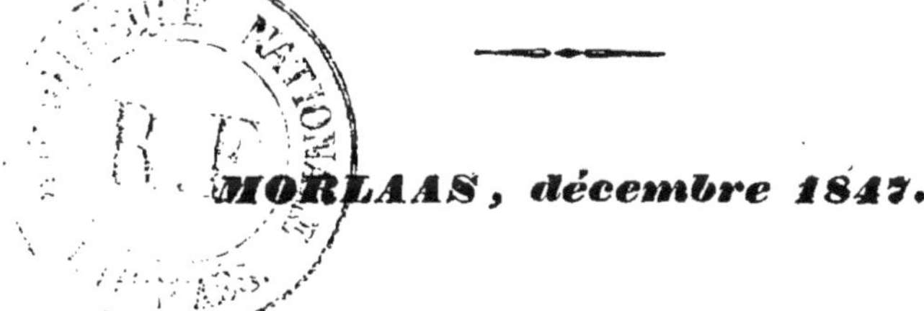

MORLAAS, décembre 1847.

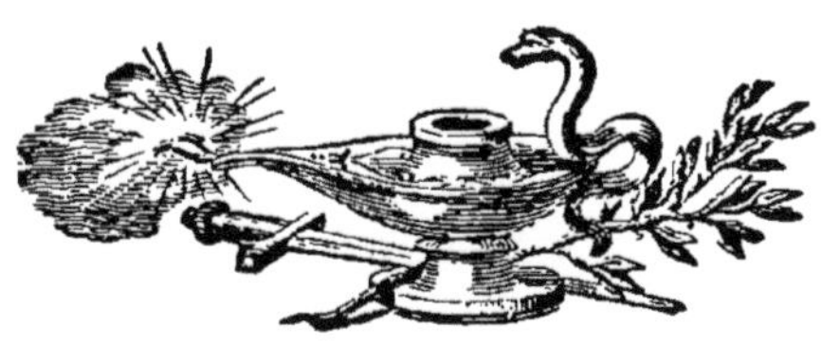

PAU,

IMPRIMERIE ET LITHOGRAPHIE DE É. VIGNANCOUR.

1848.

DÉDIÉ

PAR L'AUTEUR

A SON FRÈRE

J. DEFFIS,

Président du Tribunal de Première Instance de Saint-Palais,

COMME UN TÉMOIGNAGE DE SON ATTACHEMENT.

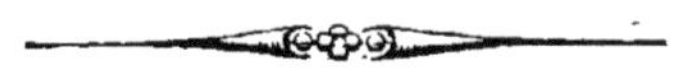

AVANT-PROPOS.

Un médecin qui vient d'obtenir son diplôme, que sait-il? Il possède les principes de la science et les connaissances cliniques qu'il a puisées dans les hôpitaux. C'est beaucoup; mais consciencieusement cela ne suffit pas. Pour le bien de l'humanité, une seconde éducation lui est indispensable; et cette éducation, c'est lui-même qui doit se la donner.

Etabli dans une contrée, il doit s'attacher à connaitre l'influence du climat sur l'homme qui y est soumis, la topographie des différentes localités où il demeure; étudier les habitudes, les mœurs, les coutumes des habitans; se rappeler dans l'occasion les maladies que certains individus ont éprouvées et les remèdes qui les ont guéris; ne pas perdre de vue les affections héréditaires qui existent dans certaines familles. Enfin, ce médecin doit s'enquérir de tous les agens qui abrègent l'existence, comme des lois de l'hygiène qui la protègent, et tout cela ne s'apprend pas à l'école.

On comprend qu'une telle instruction est d'une haute importance et qu'elle exige de longues études. Pour ce qui me concerne, je conviens que je ne suis parvenu à acquérir le peu de connaissances que j'ai sur les causes des maladies, sur les moyens de les éviter et sur des améliorations qui rendraient l'habitant de ce district plus parfait, soit physiquement, soit moralement, que grâce à mon activité, à l'amour de mon état et à 34 ans de pratique médicale.

Après ces courtes réflexions, qu'on me permette d'expliquer maintenant, comment j'ai été conduit à publier les observations que j'ai faites sur la matière dont je m'occupe.

En sortant de la Faculté, je me trouvai ici en présence d'une clientelle toute nouvelle pour moi. Je visitai un grand nombre de malades dans diverses localités de cet arrondissement, je recueillis d'abord quelques faits qui étaient du domaine de l'hygiène. Lorsque je m'apercevais qu'ils avaient été mal observés, je consacrais mes moments de loisir à les retoucher. A ces faits, toutes les années, j'en ajoutais d'autres. Insensiblement, je suis parvenu à les grossir. Dernièrement, j'ai revu, corrigé et mis en ordre toutes mes notes; j'en ai composé un mémoire. Je le publie aujourd'hui. Si je ne me fais illusion, il peut être utile à mes compatriotes; au misérable, comme à l'opulent; à l'agriculteur, comme au citadin. Je puis même avancer que les personnes de tout âge et de tout sexe peuvent le lire sans danger. Car quoique cet écrit soit censé être exclusivement médical, néanmoins on s'apercevra qu'au fond il y a un reflet de morale. A l'exemple de Hufeland (1), je n'ai pas séparé l'homme physique de l'homme moral, étant persuadé jusqu'à l'évidence qu'il existe des rapports intimes entre l'un et l'autre.

Si, en parlant de la Pellagre, j'ai été, peut-être, trop long,

(1) Art de prolonger la vie. Lausane, 1809.

on voudra bien me le pardonner; c'est par le motif que cette maladie est nouvelle, et que son étiologie ne me paraît pas être connue. D'un autre côté, je reconnais que certains articles pourraient être traités différemment, et d'autres avec plus de soin. Mais, à mes yeux, l'essentiel est que je n'avance que ce que j'ai vu à différentes reprises et sérieusement étudié.

En terminant, je dois avertir que mon intention est de vendre cet ouvrage au profit des pauvres. J'ai l'espoir que mes méditations et mes veilles ne seront pas perdues et que l'indigent en jouira. En supposant que je sois trompé dans mon attente, une consolation me reste comme médecin, c'est celle d'avoir fait mon devoir; convaincu que je suis qu'un homme de l'art qui a étudié pendant de longues années les différentes causes des maladies dans les contrées où il a exercé sa profession, doit à ses semblables le fruit de ses observations sans nullement se préoccuper du jugement qui l'attend.

HYGIÈNE

DE

L'ARRONDISSEMENT DE PAU.

CHAPITRE I.er

Climat de Pau.

En médecine, les observations ne doivent inspirer une entière confiance qu'autant qu'elles sont sanctionnées par la pratique.

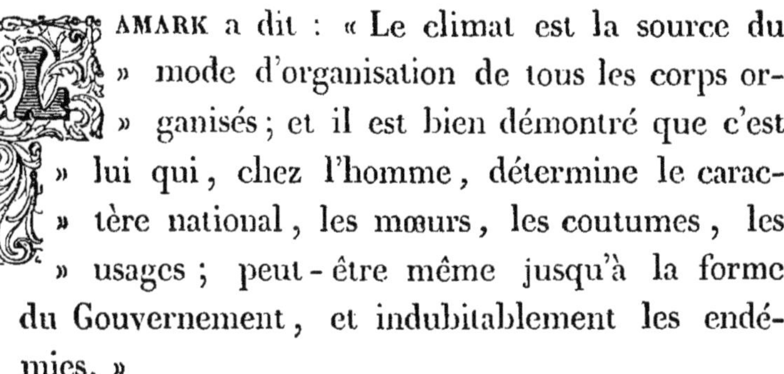

LAMARK a dit : « Le climat est la source du » mode d'organisation de tous les corps or- » ganisés ; et il est bien démontré que c'est » lui qui, chez l'homme, détermine le carac- » tère national, les mœurs, les coutumes, les » usages ; peut-être même jusqu'à la forme » du Gouvernement, et indubitablement les endé- » mies. »

Si les faits sur lesquels repose l'assertion de cet illustre naturaliste n'étaient pas bien établis, nos localités pourraient, ce me semble, en fournir d'autres pour l'étayer. C'est ce dont chacun jugera en parcourant ce chapitre.

Pau est éloigné de l'Océan de 110 kilomètres et des Pyrénées de 32. Il est placé au 43.ᵉ degré de longitude. Cette ville est en partie bâtie sur un terrain de transition de nature graveleuse qui forme une éminence de 50 mètres au-dessus du Gave; et la base de cette éminence est élevée de 174 mètres 74 centimètres au-dessus du niveau de la mer.

Dans cette localité, la hauteur barométrique est modérée; le degré de sechéresse et d'humidité médiocre; la lumière vive. L'électricité n'y occasionne jamais de fâcheux accidents nerveux; et, la température, souvent changeante, n'admet que rarement les chaleurs et les froids extrêmes.

Cette cité domine tous les alentours, principalement du côté sud-ouest, et jouit d'une atmosphère pure. Cette heureuse position topographique et l'avantageuse disposition des maisons peu agglomérées et peu élevées, ainsi que de la plupart des rues larges, percées dans tous les sens, permettent que l'air se renouvelle facilement, et que cet air soit bienfaisant, comme l'attestent d'ailleurs le bon état de la population et le bien-être qu'éprouve l'étranger en le respirant.

Le vent du sud souffle rarement; ses effets seraient très-dangereux pour la santé si une partie du calorique ne lui était enlevé en passant sur de hautes montagnes, presque toujours couvertes de neige. Quoique le plus affaissant et le plus accablant de tous, ce vent ne produit jamais de grands désordres dans les fonctions organiques. Les systèmes nerveux et musculaires, ainsi que les organes digestifs, se ressentent à peine de son influence.

Le vent du nord, son antagoniste, n'est ordinairement très-rigoureux dans aucune saison, même pendant l'hiver. En été, c'est un bonheur pour les habitans de nos localités lorsqu'il souffle; il tempère des chaleurs quelquefois trop fortes ; et, presque toujours, il est sec et donne de l'énergie à tout l'organisme.

Le vent d'est est un vent ami. C'est lui qui balaie les brouillards et les nuages, et nous fait goûter la douceur de beaux jours. Pendant tout le temps qu'il règne, l'atmosphère est calme et tous les êtres organisés se ressentent des heureux effets de son influence. En 1793, 1811, 1816 et 1822, ce vent fut dominant. Aussi, pendant ces années, l'état sanitaire dans ces localités fut signalé comme étant très-satisfaisant, et les récoltes furent abondantes et de bonne qualité.

Pau jouirait des faveurs les plus avantageuses que la nature peut accorder à une localité, si le vent d'ouest n'était malheureusement la cause de révolutions atmosphériques fréquentes. Ces vicissitudes portent atteinte à la santé de l'homme pendant la fin de l'automne; tout l'hiver et une grande partie du printemps, ce vent porte l'humidité et passe subitement, en se combinant avec le vent du sud et du nord, du chaud au froid et du froid au chaud. Pendant les mois d'avril, mai, juin et juillet, il amène les orages, les inondations, et malheureusement trop souvent la grêle. Cependant, il est vrai de dire que l'impétuosité des vents n'est jamais portée au point de causer des tempêtes, ni des orages furieux. Presque toujours, l'agitation plus ou moins violente de l'air se termine par une pluie subite, abondante et de courte durée.

L'eau qui résulte des pluies, après avoir filtré à travers la couche supérieure du sol d'une vaste plaine, le Pont-Long, qui s'étend de l'est au nord de la cité, rencontre un terrain d'alluvion argileux et très-compacte. Ces eaux, alors, suivent en partie la déclivité de cette couche inférieure, s'échappent difficilement, et forment dans les lieux bas une masse presque stagnante et marécageuse, dont l'étendue est de 300 hectares, à peu près, pour la partie qui borde le hameau de Pau.

Lorsque la neige est fondue sur les montagnes et que le degré de froid pour la condensation des vapeurs n'existe plus, les orages sont rares. Alors, les marais se dessèchent. De là, toutes les conditions d'une décomposition de plantes et d'animaux aquatiques de toute espèce qui les habitent. Il s'établit ainsi un foyer plus ou moins étendu de putréfaction qui infecte l'air et qui le rend éminemment nuisible à la santé. Mais comme le vent d'ouest souffle le plus fréquemment, et que la cité se trouve éloignée du Pont-Long de 7 à 8 kilomètres, les habitans des communes rurales situées au nord-est ressentent particulièrement les pernicieux effets de cette influence; tandis que ceux du hameau de Pau, sans être entièrement épargnés, ne sont pas cependant aussi mal traités par les atteintes de ces miasmes délétères.

Les eaux pluviales qui tombent sur le Pont-Long, ainsi que sur les côteaux bordant cette vaste lande du côté nord-est, et qui ne s'échappent pas en formant des ruisseaux, ou des vapeurs, filtrent peu à peu à travers la terre, se rassemblent à la surface des couches profondes. Celles-ci étant impénétrables aux liquides, ces eaux, alors, se dirigent vers l'ouest et sourdent dans un bas-fonds de la cité.

L'eau de ces sources est agréable au goût, légère sur l'estomac et facile à digérer. Non seulement l'eau de fontaine, mais encore l'eau de rivière qu'on boit à Pau est reconnue comme étant de la meilleure qualité; elle est pure et limpide; car le Gave coule rapidement sur un lit sablonneux. Les puits sont bien soignés et fournissent aussi une eau qui dissout le savon; cuit parfaitement les légumes secs; ne contient pas des sels nuisibles, et ce qui prouve sa bonté, peut-être mieux que des expériences chimiques, c'est l'excellente santé des personnes qui en font usage.

Quoique dans certaines saisons le sol soit inondé par des pluies fréquentes, une demi journée de beau temps suffit pour le dessécher; à la vérité, ce n'est que la cité proprement dite qui jouit de ce privilège; car les maisons qu'on bâtit depuis quelque temps du côté du nord, le hameau et même la caserne, reposent sur un terrain dont la couche supérieure est une espèce de détritus de plantes placé sur de l'argile. Ce terrain est humide, insalubre; je dirai même par anticipation que les bâtimens élevés dans ces lieux, qui faisaient autrefois partie du Pont-Long, devraient être sérieusement surveillés sous le rapport hygiénique, et qu'il serait à désirer que la vaste lande, dont j'ai parlé plus haut, fut assainie par l'écoulement de toutes les eaux stagnantes et la culture de ces nouveaux terrains. L'atmosphère, dans cette localité, acquerrait bientôt les qualités nouvelles les plus favorables, et cette lande changerait d'aspect: au lieu d'un limon infect, l'œil agréablement surpris découvrirait une plaine riante (1).

Dans ce climat, jamais la neige ne couvre longtemps le sol. Les rayons du soleil d'août n'enlèvent pas en totalité la verdure. Les arbres conservent leur parure jusqu'à la fin de décembre, et pendant tout l'hiver, il existe des champs et des prés verdoyants. La froidure qui est presque toujours sèche et modérée donne de la vigueur au corps en ranimant sa vitalité.

Le déboisement et la culture auront sans doute rendu notre climat plus sec et plus tempéré qu'il ne l'était autrefois. Car l'histoire nous apprend qu'au temps de Jules César, ses phalanges éprouvèrent dans la Gaule Pyrénéenne un froid excessif, des pluies di-

(1) Des fièvres à type intermittent désolaient la ville de Lescar et ses environs. Il y a quelques années, le général Jacobi, mu par un sentiment philanthropique, fit assainir tous les terrains marécageux qui avoisinent cette ville. Depuis lors, les fièvres intermittentes sont rares dans ces localités.

Puisse cet homme de bien trouver des imitateurs!

luviennes et de violentes vicissitudes qui portèrent une atteinte funeste aux soldats Romains.

Si le déboisement de nos plaines et des lieux bas et humides nous a été avantageux sous plusieurs rapports, puisque ces terrains ont été livrés en partie à l'agriculture, il n'en est pas de même de celui des montagnes ; entr'autres inconvénients qui en ont résulté, il en est un de déplorable. On prétend que depuis qu'on a détruit la plupart des forêts qui couvraient les Pyrénées, la grêle désole plus fréquemment nos contrées. Cela pourrait bien être une vérité ; car d'après les lois de la physique, il est démontré que les arbres élevés et terminés en pointe sont autant de paratonnerres qui soutirent l'électricité des nuages et la dirigent dans le réservoir commun, le sol. Or, point de grêle sans le concours du fluide électrique.

Tout en admettant que la température souvent changeante de ce climat porte atteinte à la santé de l'homme, d'un autre côté nous ne devons pas laisser ignorer que ces changemens fréquents de température n'y admettent, comme je l'ai déjà dit, ni les froids ni les chaleurs extrêmes : si celui qui possède des notions de géographie médicale compare, sous le rapport de la salubrité, le ciel du Béarn à celui tant renommé de Montpellier et de la Provence, il s'apercevra aisément que, dans ces lieux, il règne, pendant l'hiver et une partie du printemps, une bise des plus vives ; dans l'été et l'automne ce sont des chaleurs et des sécheresses désolantes qui durent pendant près de quatre mois, en rendant brûlant ce sol sablonneux. Dans presque toutes les saisons aussi, on est en butte à des vents insuportables et malsains, comme je l'ai éprouvé personnellement dans un temps où j'étais jeune et des plus robustes.

D'après ce qui vient d'être exposé, il résulte que le climat de Pau, quoique sous l'influence de vicissitudes atmosphériques dues particulièrement à la prédominence du vent d'ouest et à la proximité de l'Océan et des Pyrénées, doit néanmoins occuper un des premiers rangs parmi les climats tempérés.

Avant d'aller plus loin, je ferai observer que, dans cet arrondissement, le terme moyen de la vie est très-élevé, notamment dans le canton de Morlàas, où il était à 44 depuis 1817 jusqu'à 1834, comme je l'ai démontré dans un aperçu statistique (1). Je dirai encore que, depuis quelques années, beaucoup d'étrangers maladifs se sont fixés à Pau, et que chaque jour la plupart d'entr'eux se trouvent heureux d'éprouver de l'amélioration dans leur santé. Ce climat n'est certainement pas assez connu, au point de vue de son influence salutaire sur l'homme.

Maintenant occupons-nous de la nature des produits de cette région ; de la qualité de l'alimentation de la cité, et de l'influence qu'exerce le climat sur quelques êtres organisés, en particulier sur le physique et le moral de notre espèce.

(1) L'Académie de médecine décerna une médaille d'or à l'auteur de ce Mémoire.

Dans cette localité, la végétation est vigoureuse, particulièrement du côté de l'ouest et du sud-est. Les légumes des environs de Pau ont un bon goût. Les fruits sont précoces, variés, abondants et succulents. Le pain est d'une qualité supérieure. Le vin de Béarn est en général tonique et met en gaîté; celui du Vic-bilh n'est pas bien apprécié; celui de Jurançon est au-dessus de sa réputation.

Les animaux sont en général de taille moyenne, sains et robustes. La race chevaline est sobre, nerveuse et résiste à la fatigue. Un cheval, né dans ce pays, échappa à la désastreuse campagne de Russie et brilla plus tard à Paris, pendant plusieurs années, par sa légèreté d'allure, sa force et son élégance.

Les races bovine et ovine fournissent de la viande de boucherie estimée des gourmets. L'opinion publique est fixée depuis long-temps sur la bonté des jambons de nos localités (improprement dits de Bayonne), et cela suffit, ce me semble, pour donner une idée exacte de l'excellence de notre salé. La volaille y est délicieuse et en grande quantité. Le gibier y est abondant presque dans toutes les saisons; et, pendant l'automne, la grive, prise sur les côteaux voisins, qu'on sert sur nos tables, est un mets des plus délicats. En un mot, la nourriture est dans ce pays abondante et de la meilleure qualité. Heureux, si ici, comme ailleurs, il n'y avait pas un vice dans la répartition, et si le superflu, qui nuit souvent au luxueux citadin, retombait toujours sur le pauvre qui souffre!

Insensiblement me voici arrivé au moment de parler du physique et du moral de l'homme de nos localités.

Un auteur Anglais, M. James, a peint dans les termes suivans le type Béarnais : « Les habitans des » environs de Pau, dit-il, ont la peau brune, des » petits yeux noirs. Une chevelure noire et le berret » particulier qu'ils portent, donnent l'idée des tar- » tares Kalmoulks. Ils sont petits, larges d'épaules » et bien musclés. »

Ce portrait est une erreur palpable, une dérision. Il est inutile de dire que les observations que fait un étranger sur une contrée, en y passant rapidement, ne peuvent être que risquées (1).

Voici comment je juge l'habitant de ces localités, après l'avoir préalablement étudié pendant plus de trente ans.

Le Béarnais est de taille moyenne. Sa complexion est parfaitement équilibrée ; il est fort et souple ; ses cheveux sont châtains ; son front est haut ; ses yeux, châtain-foncés, sont brillans et de belle proportion ; son teint est clair et souvent coloré ; sa physionomie empreinte de vivacité et de finesse ; son tempérament sanguin ; son embonpoint sans excès. A 18 ou 20 ans son corps est développé. S'il n'abuse pas de ses forces physiques et morales, il peut parvenir à une longue vieillesse.

(1) Dans son Voyage Pittoresque et Descriptif dans les Hautes-Pyrénées, M J. Hardy, écuyer, a dit, page 24 (traduction de B. Barrère-de-Vieusac) : « Les Béarnais ont des traits prononcés, » mais beaux, surtout les femmes ; leurs cheveux sont d'un noir » luisant comme ceux de leurs voisines les Espagnoles. »

L'air, le maintien, la démarche et l'attitude du villageois des environs de la cité, préviennent en sa faveur. Le berret qu'il porte ordinairement sur l'oreille, lui donne un air coquet. Il est gai, conteur, au besoin persifleur, affable, complaisant. Son cœur s'ouvre au plaisir, à l'amour, et à l'espérance. Il aime son pays, et si par nécessité il doit se ranger sous les drapeaux, dans les combats il fait preuve de bravoure. Il aime surtout la liberté; mais une liberté réglée par les lois. C'est sur le saint autel de l'église de Sainte-Foi, à Morlàas, que tous les Vicomtes de Béarn venaient s'engager par serment à observer les lois du peuple. Les termes de ce serment sont prescrits par les Fors. — Législation admirable et reconnue pour une des plus anciennes de tout le moyen-âge!

La méditation et tout ce qui est abstrait, sérieux, dégoûte le Béarnais. Courant après le plaisir, il est aussi léger en haine qu'en amour. Comme il se croit heureux dans sa position, il aime la paix. Les scènes sanglantes, les crises révolutionnaires, l'affligent. En 1793, en ce temps où les têtes étaient portées dans presque toute la France au plus haut dégré d'exaltation, les habitans de Pau se conduisirent avec la plus grande modération, et l'Histoire transmettra à la postérité que nos représentans ne votèrent point la mort du Roi.

Maintenant, sur les mœurs, les habitudes, les usages et les coutumes du Béarnais actuel, laissons parler nos vieillards.

« L'inconstance a gagné nos enfans, disent-ils;
» tandis que du temps de notre jeunesse tous nos
» habits se fabriquaient dans nos demeures, aujour-
» d'hui toutes nos étoffes nous viennent des fabri-
» ques éloignées. Autrefois, la mode ne pouvait nous
» séduire; de nos jours elle règne ici en souveraine.
» De notre ancien costume que nous reste-t-il? Le
» berret! Quant à cette coiffure qui a échappé au
» naufrage des siècles, elle date de loin, car nous
» avons entendu dire qu'au temps de Jules César,
» elle couvrait le chef des Gaulois, et que les
» Romains, qui donnaient à nos ancêtres le nom peu
» civil de barbares, appelaient leur berret : *birrum.*

» Quoique notre idiôme soit riche et grâcieux, nous
» ferons observer qu'il nous menace de vouloir bien-
» tôt disparaître; on verra, en effet, qu'en quelques
» années, tout le monde ici ne parlera que Français.
» Heureux, si le progrès, dans ce genre et dans d'au-
» tres, amenait après lui les bonnes mœurs. Jadis,
» il nous en souvient, on allait en pélérinage à Bé-
» tharram par esprit de dévotion. Aujourd'hui, on y
» va en partie de plaisir. Ce que nous déplorons le
» plus vivement, c'est que nos enfans ne font plus
» en commun la prière du soir. Les bonnes habi-
» tudes ont disparu, les mauvaises nous restent. Voyez
» si un paysan peut terminer un marché sans des
» pots de vin; coutume qui descend des anciens Gau-
» lois. Dieu sait jusqu'à quel point on observe les
» lois de la tempérance! Voyez, dans une conver-
» sation animée, si le Béarnais n'a pas cent fois re-

» cours à l'antique juron national (Diou bibant).
» Voyez encore, si dans des réjouissances publiques,
» il ne pousse pas le cri sauvage de guerre de ses
» ancêtres ? (hillet).

» Mais ceci est plus sérieux, remarquez les rapi-
» des progrès que nos voisins ont fait faire à l'agri-
» culture, tandis que nous sommes considérés, à juste
» titre, comme de vrais routiniers. Enfin, avouons-
» le de bonne foi, nous sommes intelligents, et
» nullement industrieux. Nous effleurons les choses
» les plus sérieuses. Nous désirons une position avan-
» tageuse, sans vouloir faire des efforts pour la mé-
» riter; et à franchement parler, nous tendons tous
» à devenir Messieurs. »

Ainsi s'expriment nos vénérables vieillards.

Si pour caractériser le physique et le moral du Béarnais, j'ai emprunté des traits au villageois, plutôt qu'au citadin, c'est uniquement parce que ce dernier se trouve, par l'effet du contact des étrangers, tellement éloigné du type primitif, qu'on serait souvent tenté de le prendre pour un habitant de la capitale; si toutefois sa pétulance, sa loyauté, l'aménité de son caractère, et puisqu'il faut le dire, si quelquefois son accent gascon ne le trahissaient.

Avant de terminer cet article, examinons quelles sont, sous l'influence de ce climat, les maladies que certains lieux occasionnent ou modifient, et celles qui règnent le plus souvent soit à Pau, soit dans ses environs.

Les fièvres intermittentes sont rares dans la cité, ainsi

que dans les villages situés sur des côteaux ; mais il n'en est pas de même dans les communes rurales qui se trouvent près des marais, ou des lieux bas et humides ; là où il existe des matières soit végétales, soit animales, en putréfaction, et où l'air ne circule pas librement. C'est particulièrement parmi la population hâve et souffrante qui végète à l'est et au nord du Pont-Long que pendant le printemps et l'automne, on trouve des fièvres intermittentes à types différents. Les empâtemens de la râte, du foie, et les hydropisies les compliquent presque toujours, lorsqu'elles sont anciennes ; et comme les récidives sont fréquentes, ces affections sont interminables (1).

A propos de fievres intermittentes, je dirai qu'une question est en litige ; la voici : des auteurs ont écrit que, dans les lieux où ces fièvres règnent, la phthisie pulmonaire est rare. D'autres Médecins prétendent le contraire. D'après mon expérience, je dois déclarer que la phthisie pulmonaire, qui se lie si souvent aux scrophules, est plus commune dans les localités marécageuses, et dans tous les lieux où des agents débilitans agissent sur l'organisation au point de déterminer chez l'homme le tempérament lymphatique.

Comme je l'ai exposé dans un autre écrit, on rencontre souvent dans les localités dont je viens de parler des fièvres du plus mauvais caractère. Il n'y a pas d'année qu'il ne s'y présente quelque cas de

(1) J'ai observé maintes fois que vers la fin de l'Automne ces fièvres passaient à l'état typhoïque.

pustule maligne, et je puis ajouter que s'il règne des épizooties dans notre arrondissement, c'est toujours de préférence dans ces lieux-là.

Le tempérament qu'on rencontre souvent chez les habitans des lieux bas et humides qui bordent le Pont-Long est au plus haut point lymphatique. Ce tempérament contribue puissamment à ce que les maladies aigües passent à l'état chronique; et les maladies chroniques, dans ces contrées-là, font le désespoir du malade et celui du médecin. Telles sont, sommairement, les plus rebelles : les ulcères aux jambes; les tumeurs lymphatiques des articulations; les ulcérations scrophuleuses sous les aisselles, dans d'autres parties du corps, et certaines caries des os.

Je dois à la vérité de dire que le goître est rare dans ces localités. Le docteur Taylor s'est trompé en annonçant le contraire. Il aura pris sans doute des tumeurs scrophuleuses pour l'engorgement du corps thyroïde. Cette maladie, dont la cause est inconnue, est bien plus commune sur des côteaux très-élevés, à 30 et 35 kilomètres de distance, par exemple à Boast et Lanecaube.

La pellagre ne s'est pas encore montrée dans la cité. C'est dans quelques communes rurales des environs qu'elle a été rencontrée ça et là. Le climat, l'insolation, la misère, l'insalubrité des habitations et d'autres causes générales, peuvent, sans contredit, concourir pour favoriser son développement. Mais ces causes sont loin de pouvoir donner à cette maladie son caractère propre. Il me semble qu'il faut quelque chose de plus ; une cause particulière spécifique qui fasse de cette maladie une affection à part. Cette cause serait-elle, comme l'ont annoncé dernièrement en Italie, Triberti et Calderini, et M. Théophile Roussel en France, le maïs (verdérame) dont on se nourrit. Dans un autre article, j'avancerai des faits qui ne me permettent pas de me ranger à l'opinion de ces honorables médecins ; en attendant, pour ne pas sortir du cercle de mon sujet, je dirai que, d'après toutes les probabilités, le climat qui est favorable à la culture du maïs, doit l'être aussi au développement de la pellagre ; mais que sa cause spécifique est occulte, et que, par conséquent, cette maladie doit être remise à l'étude sans idée préconçue.

Dans nos localités, les épidémies sont loin d'être aussi meurtrières que dans d'autres pays. Il y a déjà quelques années que le choléra se montra près de Pau. Son apparition nous glaça d'effroi, et à peine y eut-il des traces apparentes de son passage. Après le choléra apparut la grippe. Cette maladie fixa à peine l'attention de la plupart des habitans de cet arrondissement.

L'expérience a prouvé que si on observait avec rigueur les règles de l'hygiène, la fièvre typhoïde serait, ici, peu grave et qu'elle ne se propagerait pas. Que je dise aussi qu'un individu n'est jamais atteint deux fois, dans nos contrées, par cette cruelle maladie. Quant aux affections éruptives épidémiques, elles parcourent leurs périodes, presque toujours, sans complication.

Je dois faire observer que, dans ces contrées, les saisons conservent peu de régularité dans leur succession ; il en résulte aussi que les maladies aigües qui leur sont propres se ressentent de ce bouleversement ; de sorte qu'il arrive souvent que des affections printanières se montrent pendant l'été, et que celles de l'été paraissent dans la saison suivante. Je dirai en passant que le médecin ne doit jamais perdre de vue la constitution médicale, s'il ne veut s'exposer à commettre des erreurs graves.

Les autres maladies, soit aigües, soit chroniques, qui sont les plus communes à Pau et aux environs, et qui atteignent les individus, sans égard à peu de chose près pour les localités, sont les fièvres catarrhales, le rhumatisme, les névralgies, les maladies de la peau et les inflamations des voies aériennes. Les fièvres pernicieuses intermittentes s'y rencontrent malheureusement trop souvent ; si l'homme de l'art les méconnaît dès leur invasion, ou qu'il soit appelé trop tard, l'issue en est toujours funeste.

Les affections vermineuses désolent souvent les enfans à la campagne, et les flatuosités les adultes. Les maladies nerveuses scrophuleuses, le rachitis, la chlorose, la phthisie pulmonaire, quoique peu fréquentes chez les habitans de la cité, le sont néanmoins plus que chez ceux de la campagne, si on en excepte cependant, pour ces dernières affections, les individus qui demeurent dans des lieux où règne une humidité stagnante. Le cancer n'est pas rare ici. Beaucoup de personnes y sont aussi atteintes de hernie, surtout à la campagne.

D'un autre côté, je dois faire remarquer que, dans ces localités, il y a peu d'aveugles pour cause d'amaurose ou de cataracte; moins encore d'individus atteints de la pierre, de tétanos et de diabête sucré.

En finissant, je me permettrai une réflexion qui, ce me semble, n'est pas en dehors de mon sujet. J'ai observé maintefois que le feu, ou des opérations chirurgicales sanglantes sont ici rarement nécessaires, et c'est un bonheur; car le caractère douillet de nos malades se prêterait difficilement à endurer les douleurs que causerait le cautère actuel ou l'instrument tranchant. Pour prouver ce que j'avance, je pourrais produire mille faits. Je me bornerai à en citer deux.

Voici le premier : sur 20 cas de hernie étranglée, qui se sont présentés à ma pratique, 2 malades se sont soumis à l'opération et ont guéri; 18 l'ont refusée et sont morts. Passons au second fait : un habitant de cette ville fut atteint de gangrène spontanée qui s'étendait depuis le pied jusqu'au genou. L'amputation du membre fut proposée. Le malade refusa l'opération. La gangrène vint à se circonscrire. Les chairs putréfiées se détachèrent peu à peu et tombèrent par lambeaux en répandant une odeur des plus infectes. Les os restaient; on proposa de les reséquer. Refus de la part du malade. Enfin, Dieu vint en aide à ce malheureux. Les os nécrosés se détachèrent; une végétation charnue se déclara et la cicatrisation eut lieu.

Comme on le voit, ce ne fut que par un espèce de miracle que cet homme entêté et pusillanime échappa au plus imminent des dangers, et l'on conçoit d'avance quels seront les secours qu'on retirera ici de l'éthérisation ou du chloroforme.

Sans doute, l'homme qui habite les différentes régions du globe, possède un degré plus ou moins tranché de sensibilité; sans doute, en tous lieux, il repousse la douleur. Mais lorsque dans certains pays des individus en masse se soumettent volontiers à subir des opérations chirurgicales des plus cruelles, et que, dans d'autres, pour des cas graves, la plupart des malades reculent devant des moyens chirurgicaux insignifians qui pourraient les sauver, il est permis de penser que l'influeuce du climat en agissant sur le moral de ces individus n'est pas étrangère à leur détermination.

CHAPITRE II.

Considérations générales sur les habitations.

De temps immémorial, les Gaulois, d'où l'on prétend que nous descendons, étaient pâtres. Ils logeaient dans des huttes isolées, insalubres, pauvres. (A son origine chaque peuple a eu son temps d'ignorance et de misère.) Quoiqu'ils fussent actifs et courageux, l'histoire rapporte qu'ils furent repoussés, à une époque qu'on ne peut préciser tant elle est reculée, par une invasion des Belges, envahis à leur tour par les Cimbres. Ces divers peuples réunis portèrent toujours le nom d'Aborigènes. 590 ans avant J.-C., ils n'avaient pour demeure que de tristes cabanes. Plus tard, lorsque ces Gaulois ou ceux qui émigrèrent en Galatie, brûlèrent Rome, 390 ans après sa fondation, les plus belles habitations de nos pères étaient encore des chaumières grossièrement construites, la plupart couvertes en bardeaux.

Vaincus par Jules César, 70 ans avant l'ère chrétienne, ils supportèrent long-temps la domination des Romains. Ceux-ci élevèrent dans nos localités des bâtimens. Leurs ruines interrogées prouvent que ces constructions avaient dû être bâties avec beaucoup d'art.

Dans le moyen-âge, des édifices qui datent du dixième et du onzième siècle, attestent que si nos ancêtres étaient habiles en architecture, il n'en était pas de même sous le rapport de l'hygiène.

Ce ne fut que vers le milieu du siècle dernier, qu'on éleva différentes constructions qui annoncent quelque égard pour les préceptes hygièniques; mais je dois le dire, ces préceptes ne furent observés que très-imparfaitement.

De nos jours, si le riche se loge somptueusement, il obéit, pour édifier sa maison, plutôt aux apparences trompeuses du luxe, qu'il ne se laisse inspirer par les lois de la sanification.

Quant au pauvre, il bâtit uniquement pour s'abriter. L'ignorance et la routine d'un maçon-charpentier dirigent ordinairement les travaux qu'exigent la construction de sa chaumière. Il supporte avec patience les maux que lui procure l'insalubrité de sa triste demeure, sans se douter nullement des causes qui les occasionnent.

Entre ces deux états, les habitans de nos contrées qui élèvent des bâtimens, considèrent avant tout leur commodité. Rarement ils songent à éviter les dangers auxquels ils s'exposent en violant les lois de l'hygiène.

D'après ce court exposé, il est facile de s'apercevoir qu'en aucun temps, lorsque l'homme a construit sa maison, ou un édifice quelconque, la partie de la médecine qui concerne la conservation de la santé n'a été sérieusement consultée. Cependant, aux yeux de l'hygièniste et même de toute personne éclairée, cet objet sera toujours considéré comme étant de la plus haute importance. N'est-il pas reconnu qu'en avançant dans la carrière de la perfection, l'homme est devenu plus impressionnable? Ne doit-il pas, par conséquent, éviter les vicissitudes atmosphériques, et une infinité d'autres causes qui porteraient, directement ou indirectement, atteinte à la santé s'il ne s'en affranchissait au moyen d'une habitation salubre? N'est-il pas encore vrai qu'une grande partie de la durée de la vie de presque nous tous, tant que nous sommes, s'écoule dans des bâtimens? Il importe donc alors d'examiner si leur situation, leur position et diverses autres circonstances relatives à leur intérieur et à leur extérieur, influent d'une manière avantageuse ou nuisible sur la santé de l'homme qui les habite? On le conçoit, cette étude intéresse chacun en particulier, et doit fixer surtout l'attention du médecin, non seulement pour guérir les maladies, mais encore pour les prévenir.

Avant de passer outre, je dois faire remarquer que si, dans les localités dont je m'occupe, nous sommes privilégiés sous le rapport du climat et d'autres heureuses circonstances dont je ferai mention plus tard, au point de vue hygiènique, les maisons et autres bâtimens laissent beaucoup à désirer, et que plusieurs maladies soit aiguës, soit chroniques, sont dues à des causes d'insalubrité provenant des habitations; ces causes, je vais m'efforcer de les faire connaître.

CHAPITRE III.

Insalubrité des habitations rurales et maladies dont elle est la cause.

—

En approchant de l'habitation d'un paysan on rencontre, en général, des mares, des arbres touffus et des immondices qui l'entourent de près. Plus en avant dans la basse-cour, on trouve une couche d'ajonc de l'épaisseur d'un quart de mètre, mêlé souvent avec le fumier des étables. Ces substances végétales et animales en putréfaction dégagent des gaz délétères, et forment un foyer d'infection d'autant plus nuisible que l'air est gêné dans son cours.

En entrant dans la maison, voici ce qu'on observe : le sol est presque toujours défoncé. Il résulte de la disposition de ce terrain que les eaux pluviales, qui entraînent des matières du fumier, aboutissent par infiltration dans l'intérieur du rez-de-chaussée, et rendent les murs humides jusqu'à une certaine hauteur. Disons aussi en passant que ces eaux pénètrent dans les puits environnans. Les murs construits en matériaux communs, souvent non crépis, sont imprégnés d'eau presque dans toutes les saisons. La porte et les fenêtres ordinairement placées du même côté, étroites, mal fermées, mal disposées, ne permettent aux rayons solaires de parvenir dans l'intérieur de la maison que pendant peu d'instans, c'est-à-dire, lorsqu'ils sont dans une direction favorable. Ces issues ne donnent fuite à l'air que par la cheminée. L'ouverture de celle-ci est vaste. Elle répand de la fumée, consomme beaucoup de combustible, et le moindre inconvénient de cet âtre spacieux est qu'en hiver la famille qui s'y réunit en demi cercle se brûle par devant et se gêle par derrière. Comme l'évier, quand il existe, ne permet pas aux eaux de s'écouler entièrement au dehors, faute d'un conduit suffisant, ces eaux gagnent la cuisine, qui est la pièce la plus fréquentée de la maison. Deux, trois et même quatre lits sont placés dans une chambre. Les animaux de basse-cour, devenus familiers, fréquentent ces demeures qui ne sont pas toujours séparées des étables, ou si elles le sont, ce n'est souvent que par des planches mal jointes. Disons en définitive, que la malpropreté s'ajoute généralement à toutes ces causes d'insalubrité.

Ainsi, d'après cet exposé, nous voyons d'un côté humidité stagnante ; de l'autre, émanations végétales et animales et malpropreté. Voilà sans doute des agents bien puissans pour porter atteinte à la santé, et par conséquent, la cause générale et déterminante d'une infinité de maladies.

Mon intention étant de faire un travail succint, je n'entreprendrai pas de les énumérer toutes. Quelques faits que je choisis parmi un grand nombre, suffiront, j'en ai l'espoir, pour donner une idée exacte des infirmités qui, malheureusement, dans plusieurs habitations de cet arrondissement, se dévoilent par la souffrance et le deuil.

1.er *Fait.* — Dans une commune du canton de Morlàas, dix individus, composant une famille, habitaient une maison qui réunissait à un haut degré toutes les conditions d'insalubrité dont j'ai parlé plus haut. Le père et la mère y sont morts, à un âge peu avancé, l'un hydropique et l'autre phthisique. Le fils aîné est atteint en ce moment de rhumatisme chronique. Sa femme, qui possédait une brillante santé avant son mariage, est dans un état chlorotique depuis quelques années. Deux de ses enfans sont morts, l'un de scrophules et l'autre du carreau. Une sœur du chef actuel de cette famille succomba dernièrement atteinte de catarrhe pulmonaire chronique. Sa sœur cadette a éprouvé le même sort à la suite d'une fièvre intermitente opiniâtre, compliquée d'engorgement du foie et de la rate. Une autre sœur est atteinte de carie des os. Enfin, un frère, dernier né, en proie depuis long-temps à des tumeurs blanches, qui, d'après toutes les probabilités, le conduiront incessamment au tombeau, termine ce sombre et funèbre dénombrement.

2.me *Fait.* — Un homme doué d'une constitution robuste, natif du département des Hautes-Pyrénées, vint s'établir avec sa femme dans un village du canton de Montaner. Après avoir séjourné pendant deux ans dans une chambre humide, obscure, froide, exposée au nord-ouest et située au rez-de-chaussée, ces individus vinrent me consulter, la femme pour une leucorrhée opiniâtre, et le mari pour une affection scorbutique. Je leur conseillai d'occuper, avant tout, un appartement au premier étage, exposé au midi et bien aéré. Ces malades n'eurent besoin d'aucun autre remède pour guérir parfaitement. Mais cet homme qui avant sa maladie broyait le verre avec ses dents, eût le malheur, pendant sa convalescence, de voir en peu de temps sa bouche aussi dégarnie de ses osselets précieux que le jour qu'il naquit.

3.me *Fait.* — Depuis plus de 30 ans que j'exerce la médecine dans un rayon étendu de cet arrondissement, si j'ai observé des fièvres de mauvais caractère, c'est principalement dans des localités où le sol était de l'humus superposé sur de l'argile, où les habitations étaient humides, mal aérées, encombrées, peu éclairées par les rayons solaires, malpropres, entourées d'eaux stagnantes et de fumiers. Dans ces lieux, au printemps et en automne, les fièvres intermittentes sont endémiques. Quant aux fièvres typhoïdes, elles y acquièrent un grand degré de gravité. J'ai été témoin de trois épidémies de ces fièvres qui s'étaient déclarées dans des communes rurales. La mortalité y a été effrayante. Sur une population composée de 300 individus, dans le village de C...... (canton de Thèze), 40 succombèrent. Dans une habitation où l'on comptait onze personnes qui logeaient dans deux chambres, dix périrent et la onzième fut à toute extrémité. Je dois faire remarquer que, dans ces trois épidémies, cette maladie m'a paru être contagieuse par infection ; ce qui m'a porté à le croire, c'est qu'une ventilation bien ménagée, des soins de propreté bien entendus et l'isolement, arrêtèrent promptement ces épidémies dans leurs cours.

4.° *Et dernier Fait.* — Une affection, dont la nature intime nous échappe et dont malheureusement le terme est souvent une longue agonie et toujours la mort, la Pellagre, s'est montrée ici dans des habitations éminemment insalubres. Entrons dans quelques détails sur cette maladie. On sait qu'elle fixa l'attention des médecins du Milanais en 1740, sous le nom de *mal de misère;* qu'en France, elle fut signalée pour la première fois en 1829 par les médecins du département des Landes ; et que, plus tard, on l'a rencontrée dans d'autres parties du royaume. D'après toutes les probabilités, cette maladie qu'on dit être nouvelle, règne depuis de longues années dans nos localités ; car en 1792, M. Darthez, médecin militaire, l'ayant étudiée dans les états Lombardo-Vénitiens, de retour dans ses foyers, en 1795, la trouva dans l'arrondissement de Pau. Pour ce qui me regarde, je confesse que j'ai pu, pendant les premières années de ma pratique, confondre cette maladie avec celles désignées sous le nom de dartreuses, qui revêtent des formes si variées; mais que depuis 1820 jusqu'à ce jour, j'ai constaté 22 cas de Pellagre bien confirmée; et que je dois faire observer, d'après ce que j'ai vu personnellement et d'après ce que j'ai appris de la part de mes confrères, que cette affection est plus commune aujourd'hui, ici, qu'elle ne l'était il y a plus de 30 ans.

Dans les 22 cas que j'ai observés figuraient deux enfans de 2 à 3 ans, dix-huit femmes de tout âge et deux hommes septuagénaires. Les symptômes les plus caractéristiques et les plus constans de cette maladie étaient des croûtes de nature érysipélateuse, ou dartreuse, placées sur le dos des mains; se manifestant au printemps, disparaissant en automne, et se renouvelant d'année en année en laissant une cicatrice luisante. La diarrhée ou des sueurs sentant le moisi, le dérangement des facultés intellectuelles sont des phénomènes qui n'ont jamais manqué; d'autres, que plusieurs auteurs ont signalés comme étant très-communs, ont en partie fait défaut; principalement celui de la tendance à la submersion (1). Il est probable que l'âge, le sexe, le tempérament, le climat et

(1) Au lieu de se noyer j'ai vu des pellagreux en délire qui voulaient se brûler.

peut-être la rigueur des saisons apportent des modifications dans les symptômes. Dix-huit de ces malades ont succombé, la plupart dans un état d'hydropisie, après avoir eu préalablement des engorgemens chroniques du foie et de la rate. Une femme âgée de 45 à 50 ans, est en ce moment détenue à Pau dans la maison des aliénés ; les deux enfans sont à l'etat de momie et approchent du terme fatal. Une femme, âgée de 40 ans, qui s'est trouvée dans des conditions favorables, sous le rapport de la fortune, a reçu plus de soins que tous les autres pellagreux ; pendant huit ans, elle a fréquenté les eaux minérales de Cauterets ; plusieurs fois, elle a cru guérir : vain espoir ! L'état de dépérissement et d'émaciation auquel elle se trouve réduite, nous témoigne d'une manière évidente qu'elle est vouée à une mort certaine.

Maintenant, faisons observer que mes 22 malades se trouvaient dans les conditions suivantes d'insalubrité. Ils étaient tous sédentaires ; leurs logemens étaient obscurs ; l'air y était saturé d'eau et se renouvelait difficilement ; une malpropreté excessive y régnait. C'est là que, pendant la fin de l'automne, tout l'hiver et une partie du printemps, ces individus s'amollissaient, se moisissaient. Dans de telles conditions malsaines, l'équinoxe du printemps aura favorisé le développement de la pellagre, comme le dessèchement des marais, en automne, fait surgir des fièvres intermittentes dans nos landes marécageuses.

J'oubliais de dire que le quart, au moins, de ces pellagreux étaient dans l'aisance, et leur nourriture était bonne, suffisante, variée, que deux malades, par goût, n'avaient jamais mangé des alimens composés avec du maïs, et que cette affection ne m'a pas paru être héréditaire.

Encore un mot sur cette maladie à-la-fois grave et envahissante. On me le permettra par la raison que beaucoup de médecins ne sont pas à même de l'étudier d'une manière clinique.

Si l'alimentation, dont le maïs est la base, est, comme l'ont prétendu certains écrivains, la cause unique de la pellagre, pourquoi, depuis 1709 que cette plante est cultivée dans nos contrées, cette maladie ne s'est-elle montrée ici qu'en 1795? Pourquoi, dans certaines familles nombreuses, où tous les membres qui la composent usent de la même nourriture, n'y-a-t-il qu'un individu qui en soit atteint? Et pourquoi cette affection disparaît-elle en automne et en hiver pour revenir au printemps, quoique des pellagreux se nourrissent tous les jours avec cette graminée?

Je n'ignore pas qu'on a donné des explications sur toutes ces questions; mais il paraît qu'elles n'ont pas été satisfaisantes. Ce qui le prouve, c'est que d'autres médecins disent, de nos jours : « Ce n'est pas » le bon maïs qui occasionne la pellagre, c'est seu- » lement celui qui est gâté, ergoté, le verdérame » des Italiens. » A cela, je répondrai qu'ici, tous les grains de maïs qui sont avariés sont livrés aux animaux; et que je ne puis comprendre que des individus qui n'ont jamais mangé des alimens composés avec cette graminée, comme je m'en suis scrupuleusement assuré, soient atteints de la pellagre ?

Ces faits sont, ce me semble, assez probans pour détruire de fond en comble le système des verdéramistes. Sans doute une alimentation dont le maïs fait la base est débilitante, et peut, en énervant l'organisme, être une des causes qui contribuent au développement de cette maladie ; mais que l'usage du maïs ergoté ou non soit la cause spécifique de cette affection, je ne le pense pas, et je puis même dire que la plupart de mes confrères, ici, sont de mon avis. Ainsi, que nos paysans se rassurent ; qu'ils continuent à cultiver avec soin cette graminée, qui est une des principales ressources alimentaires de ce pays.

Toutes les observations que je viens d'exposer étaient écrites, lorsque, dans le mois d'octobre 1847, M. Théophile Roussel m'honora d'une visite ; je les lui communiquai, et de concert avec mon confrère, M. Bergeret, je le conduisis chez plusieurs pellagreux. Il faut espérer que ce médecin éclairé, qui ne recherche que la vérité, recueillera dans ses voyages des faits propres, sinon à lever le voile qui cache encore la cause spéciale de cette cruelle maladie, du moins à nous fixer sur son étiologie.

En attendant, puisqu'il est reconnu par tous les médecins qui ont écrit sur la pellagre, que cette affection est au-dessus des ressources de l'art, une fois qu'elle s'est déclarée, dans une telle condition que convient-il de faire ? Il faut, à mon avis, avoir recours à des mesures sanitaires, et veiller principalement à ce que les habitations soient dans un état de salubrité satisfaisante; car empêcher le développement du mal, c'est en quelque sorte le conjurer.

Jusqu'à présent, je ne me suis occupé que d'habitations appartenant à des paysans aisés. Quoique ces habitations ne soient pas exemptes de défauts, sous le rapport de la salubrité, cependant elles sont bâties avec plus ou moins de soin.

Maintenant, en descendant par gradation au dernier échellon de l'architecture rurale, nous y trouverons beaucoup d'humbles chaumières; dans ces simples demeures, la médiocrité qui y règne amènerait à sa suite la santé et le bonheur peut-être, si l'aisance et la salubrité n'y faisaient souvent défaut.

Nous y trouverons aussi beaucoup de tristes cabanes que l'extrême misère et sa compagne dégoûtante, la saleté, rendent quelquefois repoussantes. Ces espèces de huttes n'ont ordinairement aucune cheminée, et s'il en existe, elle consiste en un petit trou pratiqué dans la toiture. Cette ouverture exiguë ne permet jamais le passage à toute la fumée. Aussi, l'intérieur de ces noires demeures semble goudronné et luisant comme si on y avait passé du vernis. Au rapport de Vitruve, nos ancêtres, les Gaulois, en possédaient en grand nombre de semblables.

On a observé que les habitans de ces cases enfumées étaient atteints, entr'autres maladies, d'irritations bronchiques et pulmonaires, ainsi que d'ophtalmies chroniques.

Mais il existe des habitations bien plus misérables encore. Parmi plusieurs de ces cahuttes, plus ou moins excentriques, que j'ai eu l'occasion de visiter dans mes courses médicales, j'en décrirai une. Les détails dans lesquels j'entrerai suffiront, ce me semble, pour laisser imaginer comment doivent être les autres.

Il y a quelque temps qu'un individu d'Idron ficha en terre quatre piquets sur la lande de cette commune, à quatre mètres de distance l'un de l'autre; il entrelaça des branches d'arbre au tour et au-dessus. Des mottes de terre composèrent les murs et la toiture. Une ouverture fut pratiquée pour servir à la fois de porte, de fenêtre et de cheminée.

Un morceau de bois formant un crochet au bout, est la crémaillère. Deux cailloux sont les chênets. Un pot de terre à deux anses, recevant un lien d'osier pour le suspendre; un cruchon; une écuelle et des assiettes de terre, sont les ustensiles de cuisine de ce solitaire. Un coffre rempli de fougère et par dessus une mauvaise couverture, voilà son lit.

Nul mortel civilisé, que je sache, n'a eu en aucun temps une habitation plus simple, plus pauvre!... Je me trompe, Diogène logeait dans un tonneau.

Ces deux exemples prouvent, sans doute, que l'homme peut se contenter de peu; mais nullement, qu'en descendant si bas, il conserve sa santé et sa dignité.

CHAPITRE IV.

Préceptes d'hygiène relatifs à la salubrité extérieure et intérieure des habitations rurales.

—

DEPUIS sa naissance jusqu'à sa fin, l'homme se trouve dans un état de lutte et de combat perpétuel avec des agents destructeurs qui l'entourent. Ce n'est qu'en employant sans relâche toutes les ressources de son intelligence, qu'il peut se soutenir au milieu des menaces de mort qui lui sont adressées de toute part. La fraicheur de la nuit, les pluies fréquentes qui inondent le sol, les vents, les rayons brûlans du soleil et la glace, tout lui serait également nuisible s'il s'y exposait sans défense. Pour se garantir de l'action trop intense de ces causes de destruction, sans pouvoir toutefois s'y soustraire entièrement, une habitation lui est indispensable ; mais il ne suffit pas qu'il soit seulement abrité, il faut encore que sa demeure soit saine ; il faut qu'elle le garantisse de toute cause qui, en peu de temps ou à la longue, pourrait porter atteinte à sa santé.

Essayons de faire connaître les conditions qu'exigent dans nos localités les lois de l'hygiène, afin qu'une habitation rurale soit salubre. Nous nous occuperons d'abord des maisons isolées, qui sont les plus nombreuses ; plus tard nous dirons un mot des villages à bâtimens agglomérés.

Dans les alentours de toute habitation, il ne faut pas qu'il existe des eaux stagnantes, ni des matières végétales ou animales en putréfaction. L'air y circulera librement, et les rayons du soleil devront y pénétrer. Des plantations d'arbres écimés, placés du côté de l'ouest, à une certaine distance, seront avantageuses pour garantir, autant que possible, cette habitation de l'influence, de la violence des vents et de l'humidité qui viennent presque constamment dans cette direction. Des arbres élevés attireraient l'électricité, et, pour ce motif, il ne faut pas qu'il en existe. Les granges devront également être placées du côté de l'ouest ; la façade regardera l'est. Si l'on construit des puits dans la basse-cour ou ailleurs, il y aura toujours de l'avantage à employer des pierres siliceuses sans mortier et à environner les parois extérieures d'une couche de sable de rivière, épaisse de plusieurs pieds; il importe aussi de ne pas creuser les puits dans le voisinage d'un cloaque, d'un égoût, des fumiers, dont les infiltrations pourraient s'y épancher tôt ou tard et l'infecter.

Les latrines sont un objet aussi important que difficile à placer dans une habitation rurale. Pour empêcher les inconvénients qui résultent des excrémens qu'on dépose aux entours des bâtimens, on devrait creuser une fosse à quelque distance de la maison, du côté de l'est, et la dérober aux regards du public au moyen d'une petite construction. C'est là que toute la famille devrait aller, et non au premier endroit qu'elle trouve. Tous les jours la couche supérieure d'immondices serait recouverte avec de la paille ou de l'ajonc; et au besoin, pendant l'été, on y mettrait une légère couche de chaux vive. C'est ainsi que nos paysans jouiraient de plus de salubrité et qu'ils auraient l'avantage d'utiliser plus tard un fumier de première qualité.

Le sol sur lequel l'habitation reposera, devra être solide. Il faudra, si faire se peut, qu'il ne soit pas humide. Tous les hygiènistes sont d'accord qu'il faut éviter un sol qui aurait correspondu à un lieu marécageux. Les matériaux dont on se servira pour construire les murs ne doivent pas être indifférens. L'habitant de la campagne qui sera dans l'aisance, emploiera de la chaux de bonne qualité, du sable de rivière bien lavé et des pierres roulées de nature siliceuse. Elles abondent dans ces localités. La chaux ne devra être détrempée que lorsqu'on voudra faire le mortier, et celui-ci ne devra pas rester long-temps sans être employé. Le pauvre qui est réduit à se servir de terre, donnera la préférence à l'argile, et la choisira aussi pure que possible. Il en formera des gateaux, espèces de moëllons, qu'il fera sécher avec soin. En les posant les uns sur les autres, et en les cimentant avec de l'argile délayée, ou mieux avec une légère couche de mortier, il peut parvenir à obtenir des murs solides, et qui ne sont pas, de beaucoup près, aussi humides que d'autres qu'on construit, ici, avec toute espèce de terre préparée de plusieurs manières ; il sera nécessaire de passer au lait de chaux l'intérieur du bâtiment. C'est ainsi que les paysans, soit riches, soit pauvres, pourront, dans nos localités, utiliser des matériaux qui se trouvent pour ainsi dire sous la main et rendre une partie essentielle de leur demeure aussi salubre qu'on peut le désirer dans ces contrées.

Avant de passer outre, faisons remarquer qu'en interrogeant les débris des murs qui ont traversé plusieurs siècles, en conservant une compacité, une dureté des plus remarquables, il est permis de s'apercevoir que les anciens confectionnaient leurs ouvrages de maçonnerie mieux que nous ne le faisons.

Disons aussi, qu'indépendamment de la manière dont ils préparaient le mortier, ils employaient beaucoup de briques ; chose qu'on ne fait pas aujourd'hui, quoiqu'il soit reconnu que ces pièces d'argile bien cuite soient un des matériaux qui rendait les murs très-compactes, peu perméables, et, par conséquent, plus salubres.

Sans vouloir exiger, de la part de nos maçons ou de leurs surveillans, le haut degré de solidité et de dureté que possédaient les murs de nos ancêtres, nous désirerions néanmoins que les ouvrages de maçonnerie qui sortent de leurs mains n'occasionnent pas de fâcheux accidents, comme depuis quelque temps, nous en voyons, ici, malheureusement, si souvent des exemples.

Sous le rapport de l'hygiène, la qualité des matériaux des toitures, et la forme de celles-ci exigent de la part de celui qui construit une attention particulière. Le chaume, dont le pauvre se sert ici généralement est la cause d'un grand nombre d'incendies ; il est même surprenant qu'il n'en survienne pas davantage. Combien de fois, en traversant des villages pendant la nuit, n'ai-je pas vu des bluettes enflammées, provenant de broussailles et de feuilles d'arbres en combustion, tomber sur des toitures des cabanes, comme un feu d'artifice! Si l'indigent ne peut se procurer des matériaux plus convenables que le chaume, il devrait du moins le passer, comme on le fait dans certains pays, par une dissolution d'argile avant la fabrication de la toiture. Ce serait le moyen d'éviter beaucoup d'accidens en rendant ainsi la paille moins combustible.

Les couvertures en bardeaux qui datent de la plus haute antiquité, n'existent plus que sur des maisons qui tombent de vétusté. Pour plusieurs raisons, qu'il est inutile de dire, on a bien fait de les abandonner.

La couverture en tuiles est défectueuse sous plusieurs rapports; d'abord elle est si pesante qu'elle écrase la charpente. Ensuite les tuiles ne sont jamais assez bien jointes pour empêcher la pluie ou la neige, accompagnées de vent, de passer par les issues. Un autre inconvénient résulte encore de leur emploi; cet inconvénient est d'éprouver, pendant l'été, sous de telles couvertures des chaleurs étouffantes; surtout dans les habitations où il n'y a pas de plafond, et dans ces contrées-ci, il n'y en a presque pas.

La toiture avec de l'ardoise offre des avantages qu'on chercherait en vain, sans les trouver, dans d'autres matériaux; mais, néanmoins, il faut que cette toiture soit bien confectionnée. Celle qui est d'une hauteur démesurée, comme on en voit tant à la campagne, doit être rejetée. Nos paysans devraient prendre pour modèle celle des maisons de Pau qui ont été construites depuis quelques années. Le faîte est peu élevé. La pente, quoique douce, est cependant suffisante pour permettre un libre écoulement aux eaux. Les ardoises sont enchassées de telle sorte qu'il n'y a jamais de gouttière. De pareilles toitures ont le grand avantage d'être légères; de ne pas donner prise aux vents; de permettre de conserver une température modérée dans l'intérieur du bâtiment, d'éviter l'humidité et d'attirer très-peu l'étincelle électrique.

Maintenant une question se présente tout naturellement ; une maison étant bâtie, est-il dangereux pour la santé de l'habiter avant que les murs soient desséchés ? Des faits fâcheux qui se renouvellent souvent dans nos campagnes, où rarement la raison maîtrise le besoin, nous portent à répondre affirmativement. Entre un grand nombre d'observations, j'en choisirai une toute récente pour venir à l'appui de mon opinion.

Dans la commune de L......, sept membres, bien portans, composant une famille, abandonnèrent une vieille barraque pour habiter une maison qui venait à peine d'être construite. Après y avoir séjourné pendant trois ou quatre jours, des maux de tête violents se déclarèrent chez ces individus ; plus tard, ce furent des bronchites intenses. Le père, la mère et une de leurs filles moururent phthisiques dans l'espace d'un an. Le reste de la famille est encore pâle et languissant. L'air saturé des vapeurs qui s'exhalaient du mortier et de la terre formait dans l'intérieur de cette habitation une atmosphère humide, stagnante, impure. Cette atmosphère, aux yeux même de l'homme qui n'est pas hygièniste, aurait été jugée comme étant éminemment nuisible à la santé. Ainsi, de ce qui vient d'être exposé, il résulte qu'ici, comme ailleurs, l'individu qui habitera une maison récemment construite s'expose certainement à être victime de cette imprudence.

Avant de nous occuper de l'intérieur de l'habitation, disons un mot de son extérieur.

Dans ces contrées, l'expérience prouve que l'exposition la plus favorable pour une maison est celle du midi. L'ouverture de la porte d'entrée sera large. Selon la capacité du bâtiment deux ou plusieurs fenêtres seront établies dans la même exposition, et d'autres fenêtres correspondantes du côté du nord. C'est ainsi que, dans toutes les saisons, on pourra renouveler l'air; que, pendant l'hiver, en fermant les issues du côté du nord, on rendra l'habitation plus chaude; que, pendant l'été, en ouvrant celles du nord et en fermant celles du midi, on pourra procurer de la fraîcheur aux appartemens; et que, dans tous les temps, lorsque le soleil paraîtra, on pourra jouir de ses rayons bienfaisans.

Nous voici arrivés au moment d'entrer dans quelques détails sur l'intérieur de la maison. Le sol y sera élevé d'un ou de deux pieds plus qu'à l'extérieur. Cet exhaussement sera fait pour le pauvre au moyen d'argile pure; on en formera une surface unie et surtout bien massée. Le riche, au lieu du carrelage, ou du dallage qui causent le refroidissement des extrémités inférieures, et qui, d'un autre côté, occasionnent de l'humidité, doit préférer le plancher. Je n'entends pas dire un plancher immédiatement superposé sur la terre, comme ils le sont tous, ou presque tous, dans nos campagnes. Mais un plancher isolé du sol, et qui aurait par dessous un courant d'air au moyen d'ouvertures opposées.

La cheminée sera vaste et placée du côté de l'est. Si elle était vis-à-vis la porte ou une fenêtre, un violent courant d'air s'établirait, et la famille qui a l'habitude de se réunir autour du foyer pendant les soirées d'une partie de l'année, se ressentirait de son influence. Quand j'ai avancé que je voulais que la cheminée fut spacieuse, qu'on ne croie pas que je la voudrais d'une dimension outrée, comme celles qu'on rencontre dans la plupart des habitations rurales; car si cela était ainsi, autant vaudrait-il être en rase campagne; mais j'ai entendu dire que ce fût une cheminée dont les proportions fussent en rapport avec la capacité de l'appartement.

Afin d'éviter l'incendie, en supposant que la chambre soit planchéyée, des dalles sépareront le foyer du plancher, et ce foyer ne sera pas carré, comme il l'est généralement; il formera un demi cercle. On en crépira le mur jusqu'à une certaine hauteur et la surface sera rendue très-polie pour qu'elle réfléchisse mieux le calorique. Comme la fumée s'élève en tournoyant, le tuyau de la cheminée sera rond et son diamètre ira en diminuant jusqu'à l'extrémité, qui sera plus élevée qu'à l'ordinaire pour les habitations couvertes en chaume. En agissant ainsi, on évitera autant que possible, l'impression du froid qui saisit les parties postérieures du corps; la cheminée ne fumera pas, et l'incendie sera moins à redouter.

Dans presque toutes les cabanes ou chaumières, il n'existe pas d'évier; et, dans des maisons en apparence bien bâties, ils sont mal conditionnés. Le défaut d'écoulement des eaux ménagères occasionne de la boue dans les réduits de ces premières demeures, et dans les secondes beaucoup d'humidité. Dans les deux cas, les émanations provenant d'une telle humidité sont très-insalubres. On devrait porter la plus grande attention à en préserver les habitations. Il faudrait dans toute demeure établir un évier qui donnât au dehors un écoulement direct et prompt de toutes les eaux. Cela serait d'autant plus utile à la campagne, que les causes d'insalubrité s'y multiplient de bien d'autres manières.

Si les escaliers dans les habitations rurales de petite capacité augmentent l'encombrement; d'un autre côté, je ferai remarquer en passant que leur mauvaise construction est la cause de bien des accidents. Ces escaliers sont en général droits et raides. Les paysans qui doivent porter de lourds fardeaux au grenier, se fatiguent et prennent souvent du mal. Disons aussi que, dans certaines chaumières, au lieu d'escalier, on n'a qu'une échelle posée presque perpendiculairement. Combien de fois n'ai-je pas été appelé pour donner des soins à des malheureux qui avaient fait des chutes graves en montant à ces échelles peu solides et mal assujeties? Il me semble qu'il suffit de signaler de tels faits pour faire comprendre qu'on devrait prendre des mesures afin d'éviter qu'il n'arrivât pas d'accident lorsqu'un individu voudrait monter à l'étage supérieur.

L'hygiène, soit privée, soit publique, exige que tout bâtiment ait une capacité rigoureusement déterminée et en rapport avec le nombre des individus qui s'y trouvent réunis. Cette loi que nul ne peut enfreindre sans exposer sa santé, est rarement respectée dans nos campagnes. Des paysans riches de nos contrées bâtissent de grandes maisons à deux étages. Voici comment les appartemens de ces habitations sont ordinairement distribués. On y remarque deux chambres au rez-de-chaussée et autant au premier étage. Elles sont démesurément spacieuses, et comme elles n'ont en général ni plafond, ni fenêtres vitrées pour les bien fermer, les gens qui y couchent sont presque aussi exposés aux injures du temps que s'ils étaient en plein air.

On rencontre souvent des inconvéniens totalement opposés dans d'autres demeures plus modestes, plus basses, où l'air est saturé d'humidité. Ces demeures qui sont les plus multipliées, sont composées d'un rez-de-chaussée et d'un premier étage sous comble. Elles n'ont ordinairement qu'une ou deux chambres. Des familles, presque toujours nombreuses, qui les habitent et le mobilier rendent l'encombrement complet. En allant visiter des malades, que de fois n'ai-je pas trouvé dans de pareilles chambres, dans l'une deux ou trois lits, où plusieurs personnes couchent ensemble; de vieux coffres, des armoires vermoulues, de la vaisselle, propre ou non, des souliers, des sabots, un berceau, des instrumens aratoires, etc.; dans l'autre, un atelier de tisserand, des barriques, des produits agricoles, des poules avec des poussins, d'autres animaux de basse-cour et leurs excrémens; en définitive, partout une odeur repoussante. Si ce tableau paraît inexact, exagéré, que l'incrédule se transporte dans quelques villages de nos contrées et il pourra juger par lui même si la plupart des paysans pauvres et quelques-uns qui ont de l'aisance ne se trouvent pas dans la triste condition dont je viens de parler.

Ce qui sauve, jusqu'à un certain point, l'habitant de la campagne des dangers de cet encombrement, c'est le peu de séjour qu'il fait dans son habitation; c'est le grand air qu'il respire et la lumière du soleil qui le frappe. Mais, n'est-il pas sous cette fâcheuse influence pendant la nuit? Et l'enfant en bas âge, et le vieillard courbé par les ans qui ne quittent presque pas leur maison sont exposés encore à de bien plus grands dangers? Et, dans cette demeure si mal propre, si resserrée, proportionnellement au nombre de ses habitans, que deviennent les malades, particulièrement ceux qui sont atteints de dyssenterie ou de fièvre typhoïde? On le devine, leur état s'aggrave. Et en définitive, quel est le sort qui attend les personnes qui soignent ces malades? C'est de contracter ces affections, et plus tard de les transmettre à d'autres. A la vue de tels malheurs, le médecin surtout, qui en connaît les causes, gémit de se trouver souvent dans la cruelle position de ne pouvoir les faire cesser.

Dans une habitation quelconque, les objets qui l'encombrent enlèvent autant de place à l'air respirable. Dans une chambre, il faut pour l'entretien de la santé qu'il y ait une masse suffisante d'air pur, et que cet air puisse être renouvelé. Il faut encore que toute chose y soit arrangée avec ordre et intelligence;

que les lits, par exemple, soient éloignés les uns des autres ; qu'ils soient à plus d'un pied de distance des murs, et jamais ni près, ni vis-à-vis de la porte, des fenêtres ou d'un courant d'air quelconque. Ces lits ne devraient être occupés que par une personne, surtout en état de maladie. Ils ne devraient pas être complètement composés de couettes, à moins qu'on ne changeât souvent la plume, ou qu'on ne l'exposât de temps en temps à l'air : chose qui, dans nos communes rurales, ne se pratique jamais, ou presque jamais. Si on voulait se servir de draps de lit en laine, comme cela se fait chez certains paysans, ils devraient être lavés de temps en temps et non laissés en place pendant six mois entiers, comme j'ai été à même de m'en convaincre. Les murs qui entourent les lits ne devraient pas être humides, ni souvent placardés de crachats, comme ils le sont.

Puisqu'il est reconnu que la saleté est une des premières causes des maladies qui affectent la société, il convient, alors, que la plus grande propreté règne dans l'intérieur d'un logement. Les meubles doivent être lavés ou frottés de temps en temps, et le sol souvent balayé. Si un individu succombe à la suite de certaines affections, comme la phthisie, la fièvre typhoïde, etc., on devra faire gratter les murs, les laver avec l'eau chlorurée, les savonner et ensuite les faire passer au lait de chaux. Cette mesure sanitaire est généralement employée dans une partie de l'Italie et dans toute l'Espagne. On ferait bien, ce me semble, de ne pas la négliger surtout dans le midi de la France. Tout ce qui a servi aux morts, bois de lit, couvertures, matelas, traversins, doit être lavé, exposé à une forte chaleur et fumigé. La paille qui a servi aux malades victimes d'une contagion doit être brûlée. Avant de mettre en service les linges de corps et de lits, et autres objets qui ont été à leur usage, on ne saurait trop employer les précautions connues de désinfection. C'est peut-être parce qu'on a négligé de prendre des précautions si sages que nous voyons surgir dans nos campagnes, de temps à autre, des phthisiques dans des habitations où il y en avait déjà existé ; et que, dans certains Colléges, qui ne sont pas très-éloignés d'ici, des fièvres typhoïdes se sont montrées pendant trois ou quatre ans à des époques différentes.

Je quitte les demeures rurales qui semblent pour ainsi dire, comme jetées à la fronde sur des côteaux, des collines, des bas-fonds. Quelques-unes ayant des sites ravissans et se ressentant pour la sanification de l'aisance dont jouissent les habitans, et la plupart étant en souffrance à cause de l'infertilité du sol, qui traîne presque toujours la misère après elle.

Maintenant, il ne me reste que peu de chose à dire sur les habitations agglomérées, qui forment en général de riches et riantes communes rurales. Néanmoins, je ferai observer que les beaux bâtimens qui flattent si agréablement la vue du vulgaire ne peuvent fasciner celle de l'hygiéniste. Tout en rendant justice aux délicieux villages de la plaine du Gave, il est cependant de mon devoir de ne pas passer sous silence ce que les lois de la sanification exigent de la part des maisons qui les composent, pour qu'elles soient salubres, soit dans leur extérieur, soit dans leur intérieur.

Les plaines du Gave sont basses, j'entends dire par ce mot, que quoique élevées réellement au-dessus du niveau de la mer, elles ne le sont pas relativement aux alentours qui les dominent. Ces localités contiennent toujours de l'eau unie intimément à leur atmosphère, au moins dans des couches inférieures. Cette eau n'en altère pas la transparence tant que la quantité de calorique est suffisante pour la tenir à l'état de vapeur parfaite ; mais lorsque la température baisse, par exemple au coucher du soleil, alors l'eau cesse d'être à l'état de vapeur parfaite dans l'atmosphère, elle altère la transparence du ciel et donne naissance aux brouillards. Les personnes qui, par un beau temps, auront plongé leurs regards du haut des côteaux sur les plaines du Gave, auront remarqué ce phénomène. Cela explique pourquoi les nuits sont en général plus fraiches et plus humides en ces lieux que sur les côteaux environnans. Il importe alors, dans ces localités, que l'habitant de la campagne en construisant sa maison prenne les précautions nécessaires pour se garantir de ces causes d'insalubrité, en évitant d'exposer les appartemens à la fraicheur du soir et des nuits.

Il y a d'autres causes d'insalubrité que l'homme plus heureux pour celles-ci que pour celles dont nous venons de parler, pourrait complètement faire disparaître, si du moins il était animé d'une bonne et ferme volonté.

Dans nos plaines, les rivières, surtout le Gave, laissent après des inondations les lieux humides, malsains, des lagunes même qui existent pendant long-temps. Quand le dessèchement de la vase qu'elles ont déposée dans ces lieux s'opère, des exhalaisons malsaines exposent les habitans des maisons riveraines à de graves dangers. Pour faire cesser des inconvéniens si funestes à la santé, quel parti faudrait-il prendre? On devrait donner un cours facile à toutes les eaux stagnantes, et le Gave devrait être encaissé. L'encaissement de cette rivière a bien été mis à l'état de projet, comme devant favoriser principalement des intérêts particuliers. Mais l'hygièniste veut plus; il veut avant tout qu'on se pénètre du service immense qu'on rendrait, sous le rapport de la salubrité, à une population intéressante et nombreuse.

Dans les villages dont nous nous occupons, les bâtimens et les murs de clôture sont en général très-élevés. La plupart des rues sont étroites; l'air y circule difficilement; les rayons solaires y pénétrent à peine; elles conservent long-temps de la boue. Les ornières profondes qui les sillonnent et dont la boue croupissante est à chaque instant remuée par l'enfoncement des roues, deviennent, principalement pour les habitations latéralement situées, autant de foyers de maladies, qu'il serait facile de prévenir en supprimant les causes qui les produisent.

La clôture des cours de la plupart des maisons

de ces villages, faite au moyen de murs exhausés, comme je viens de le dire, est une barrière qui s'oppose à l'accès du vent et au renouvellement de l'air stagnant dans leur enceinte. Cette barrière a encore le grand inconvénient, pendant le fort de l'été, de concentrer tellement la chaleur dans les basse-cours que quelquefois elle y devient suffocante.

Dans ces cours, comme dans d'autres appartenant à des maisons isolées, on rencontre des amas considérables de fumiers, des végétaux en putréfaction, des eaux fournies par les immondices des étables qui forment des mares infectes. Les alentours des maisons doivent être aërés; et laisser exister devant une habitation un foyer d'infection tel que je viens de le décrire est une habitude des plus déplorables! Des hygiènistes de tous les temps en ont signalé la fâcheuse influence sur la santé de l'homme; mais l'usage jusqu'à présent a été plus fort que la raison. Il serait temps, cependant, que des lois missent un terme à un pareil abus.

Tout en rendant justice aux maisons de ces riches localités, et en disant que leur intérieur est en général propre, qu'il s'approche quelquefois même de l'élégance et du bon goût des habitations du citadin, je demanderai pourquoi des individus se refusent à les habiter pendant la nuit, et pourquoi tant de cadets de famille et des domestiques, couchent dans des granges, dans des lits placés côte-à-côte du bétail? Outre la malpropreté qui en résulte, il est reconnu que cette mauvaise habitude est une cause grave d'insalubrité. Mille faits peuvent l'attester ; en voici un qui s'est présenté à moi il y a un an à peu près.

Un individu de la commune d'A..... me fit appeler pour une faiblesse générale et des palpitations de cœur qu'il ressentait. Il couchait dans une étable, où étaient logés une douzaine de bœufs ou vaches. N'ayant pas reconnu chez lui de maladie organique, et ayant attribué la cause du mal à l'insalubrité du lieu qu'il occupait, je lui conseillai d'habiter une chambre dans le premier étage de la maison. Il le fit, et il guérit en peu de temps. Il revint coucher à la grange ; il y eut récidive, et en se logeant une seconde fois dans la maison, qu'il ne quitte plus, les infirmités de cet individu ont entièrement disparu.

Que le vulgaire ne dise pas que l'homme en s'habituant à loger dans de tels lieux, ou autres tout aussi malsains, n'a rien à craindre..... que l'habitude est une seconde nature. J'avoue que j'ai connu une femme centenaire qui avait toujours logé dans une cahutte éminemment insalubre ; que je vois souvent même un individu, âgé de 97 ans, qui est sans infirmités, quoiqu'il ait logé depuis son enfance dans une hutte humide, sale, obscure et mal aérée. Mais que de personnes n'ai-je pas vu succomber dans ces demeures presque souterraines à la suite de maladies dues à ces causes d'insalubrité. Sans doute il est des gens privilégiés sous le rapport de la résistance vitale ; mais on conviendra qu'une ou deux exceptions ne peuvent détruire un principe.

Qu'on ne dise pas non plus que des phthisiques

ont rétabli leur santé dans des étables. Ils ont éprouvé momentanément du bien-être en y respirant l'air de ce lieu, où habitaient des animaux domestiques; voilà tout ! Mais guérir ? jamais. Et au point où en est la science, il est suffisamment prouvé que l'air saturé d'émanations animales, humide et en même-temps raréfié par le calorique est constamment funeste, à la longue, à l'homme qui est sous son influence, en état de maladie, comme en état de santé.

Terminons cet article par une réflexion. Si depuis plus d'un demi siècle, jusqu'à nous, la guerre, la politique et des découvertes dans plusieurs genres ont absorbé les idées des autorités supérieures; espérons que, dorénavant, les esprits tendront vers la philanthropie; l'hygiène, actuellement presque délaissée, jouera plus tard un rôle important dans le progrès social; que le Gouvernement, touché des maux qui accablent les populations rurales, pour cause d'insalubrité, adoptera un plan de construction auquel devra se conformer tout villageois qui voudra bâtir; et qu'une police bien organisée fera observer rigoureusement des préceptes sanitaires.

CHAPITRE V.

Insalubrité intérieure et extérieure des habitations et autres bâtimens des villes de cet arrondissement et son influence directe ou indirecte sur la santé de l'homme.

—

S'il est incontestable que la société, dans sa classe inférieure, se détériore par l'effet de la misère, de la malpropreté et de l'insalubrité des habitations; il est tout aussi rigoureusement prouvé que, vers son sommet, le luxe et les excès dans tous les genres l'appauvrissent aussi. Sans doute, le citadin sensuel, en multipliant les jouissances de la vie, ne fait qu'en accroître les misères et en précipiter le cours; mais d'autres causes contribuent à produire encore ce même résultat; et ces causes, comme on le verra plus loin, se rattachent étroitement au sujet dont je m'occupe.

Nous les trouverons, en résumé, dans l'insalubrité provenant de la construction vicieuse des maisons; dans le séjour trop prolongé que fait l'habitant des villes dans les appartemens, dans l'air vicié qu'il y respire, dans le défaut d'exercice au dehors; dans la privation de l'insolation; enfin, dans tout ce qui peut contribuer à déprimer l'organisme, et par suite, rendre l'homme sensible aux impressions extérieures.

Avant de produire des faits pour prouver ce que j'avance, j'avertis que je ne parlerai pas en particulier des petites villes, ni des bourgs dont la population se compose d'agriculteurs, d'artisans et d'une petite bourgeoisie. Les détails dans lesquels je suis entré et ceux dans lesquels j'entrerai pourront leur être appliqués. Ainsi donc, fidèle à ma promesse, je serai bref, et je ne m'occuperai dans cet article que de la cité : j'entre en matière.

Ce qui concourt à rendre Pau une des plus jolies et des plus salubres villes de France, c'est son site admirable, la qualité de son sol, la pureté de l'air, la clarté de son ciel, la bonté des eaux, l'aération, la propreté qui règnent dans cette cité, le soin avec lequel on y surveille les constructions et d'autres heureuses circonstances inhérentes au climat.

En examinant la structure des vieilles maisons et en la comparant à celle des habitations de notre époque, on se convaincra aisément que l'architecture moderne a rendu, sous le rapport de la sanification, des services que personne ne peut contester. L'occasion se présentera sans doute de temps en temps pour mettre en pratique des règles d'hygiène partiellement, et peu à peu des améliorations graduelles auront lieu, soit en continuant à élargir des rues et en faisant disparaître des impasses, soit en détruisant les constructions vicieuses de nos ancêtres.

Tout en reconnaissant les perfectionnemens qui ont eu lieu, et les avantages que nous promet l'avenir, on remarquera, néanmoins, qu'autant on pêchait anciennement par des appartemens et des cheminées trop spacieux, autant aujourd'hui on viole les lois de l'hygiène en sens inverse. Qu'on jette un coup-d'œil sur les alcoves, les entresols, les cabinets, certains réduits situés au rez-de-chaussée et d'autres au dernier étage, et l'on verra que tous ces logemens resserrés et dont le plafond est quelquefois très-bas, se sont depuis quelque temps considérablement multipliés. Il est clair que, dans ces chambrettes fermées de toute part, l'air se renouvelle difficilement pendant l'hiver, et que, pendant l'été, à cause de leur peu d'étendue, les chaleurs y sont étouffantes. Il résulte de l'insalubrité de ces loges, dont les dimensions sont si petites, que les individus qui y séjournent conservent une extrême sensibilité à toutes les influences extérieures. Ils s'y amollissent, et l'air impur qu'ils y respirent produit dans leur organisme des dérangemens plus ou moins considérables, souvent même des fièvres graves.

L'homme qui s'occupe d'hygiène verra avec peine les conditions malsaines dans lesquelles se trouvent les lieux d'aisance. Il observera qu'ils ont, en général, des cloaques étendus. Ces canaux infects, qui ne se dégorgent qu'imparfaitement, dégagent par un temps de pluie, surtout, des gaz méphitiques qui suffoquent et qui sont d'autant plus nuisibles qu'on les respire dans un lieu peu spacieux et presque hermétiquement fermé. D'autres inconvénients se joignent encore à celui-là; c'est l'odeur rebutante qui se répand aux environs, et l'humidité qui monte par les murs contigus jusqu'au premier étage.

On ne doit pas ignorer que la prudence s'oppose à ce qu'on respire un air si infect et à ce qu'on habite des chambres dont les parois intérieures soient imprégnées d'humidité et incrustées d'une couche de nitrate de potasse.

Après avoir signalé ce peu de faits qui avaient fixé d'une manière particulière mon attention, je dirai deux mots seulement des constructions anciennes. Si je ne me fais illusion, tout le monde sera d'accord sur un point; c'est qu'elles sont défectueuses sous plus d'un rapport. Dans quelques quartiers, qui sont, il est vrai, en petit nombre, on rencontre de ces vieux bâtimens humides, sombres, mal aérés, et qui sont d'autant plus insalubres que leur structure date d'une époque plus reculée. C'est sans doute lorsque Pau commençait à se former qu'on bâtit des maisons près du Hédas, ce ruisseau qui charrie les immondices de la ville. Du moins pouvons-nous avancer que ce devait être dans un temps où l'on ignorait complètement les règles de l'hygiène. Ce quartier, au surplus, est bas et très-malsain. On n'a qu'à y faire quelques visites pour se convaincre du mauvais état de la santé des individus qui l'habitent. Par surcroît de malheur, des gens pauvres y ont établi leurs demeures, et l'on sait que la misère est encore plus hideuse, plus accablante à la ville qu'à la campagne.

Cependant, hâtons-nous de dire qu'à Pau on ne rencontre pas, comme dans certaines grandes villes, des rues sombres, tortueuses, étroites, malpropres surtout, où des gens misérables, couverts de haillons et de vermine, s'entassent par troupeaux dans des logemens sales et puants, qui deviennent le tombeau de la santé de ces infortunés.

N'oublions pas non plus de faire remarquer, qu'à notre connaissance, aucune épidémie générale, produite ou propagée par des causes d'insalubrité, n'a jamais désolé cette paisible cité ; et que, si des fièvres de mauvais caractère se sont développées partiellement dans des lieux malsains, les foyers d'infection se sont toujours éteints sans s'étendre.

D'un autre côté, notons que nous ne voyons pas de nos jours chez l'opulent citadin Béarnais, « Le ménage » du portier qui, dans sa loge resserrée, sans feu, » sans courant d'air, sans fenêtre, n'a pas à sa dis- » position, pour une nuit, une toise cube d'air. »

En définitive, disons qu'on ne voit pas non plus ici, « des ouvriers habitant en chambrées par ving- » taines, dont plus de la moitié va, dans l'année, » encombrer les salles de l'hôpital, » comme le dit M. Piorry, pour les grandes villes. Revenons aux vieux bâtimens.

Les édifices destinés au culte catholique sont bien dangereux pour la santé. Il est probable qu'en aucun temps, leur capacité n'a été en rapport avec les fidèles qui les ont fréquentés. Ces édifices sont mesquins, froids, humides, sombres, sans aération, et leurs voûtes sont peu élevées. Dans de grandes réunions, les individus sont pressés; la température s'y élève; l'air s'y vicie, soit par l'effet des émanations respiratoires et cutanées, soit par l'effet de la combustion du luminaire. En sortant de ces lieux, le corps se trouve dans un état de transpiration et d'affaissement, il passe brusquement à une température beaucoup plus froide, et cette funeste transition occasionne souvent des douleurs rhumatismales, des affections de poitrine, ou des bronches plus ou moins intenses, et bien d'autres maladies ou infirmités qui se développent plutôt ou plus tard, et dont il sera facile à chacun d'apprécier la cause.

Je passe à dessein sous silence d'autres édifices qui sont empreints du cachet d'ancienne structure. Les détails dans lesquels je pourrais entrer, sont plutôt du ressort de l'architecte que de l'hygiéniste. Je vais m'occuper des états qui obligent l'homme à passer une partie de son existence dans des appartemens plus ou moins salubres. Ce sujet, je le comprends, exigerait des développemens. Dans un autre article, j'entrerai dans les détails que je jugerai nécessaires; pour le moment on voudra bien se contenter de quelques généralités.

Personne ne doit ignorer que depuis la plus haute

antiquité, on a constaté, par des observations, les dangers de la vie sédentaire, et qu'on a dû remarquer, ici, comme ailleurs, que les individus qui mènent une vie de bureau et qui passent plus de la moitié de la journée sur des siéges, sont assaillis, en général, par une foule d'infirmités. Les gens de cette classe ressentent ordinairement des maux d'estomac et des douleurs lombaires. L'obésité, la bouffissure, l'engourdissement des membres inférieurs, la goutte, la gravelle, les hémorrhoïdes, la constipation, ou au contraire des diarrhées bilieuses sont des maladies qui atteignent souvent les bureaucrates.

De tous les temps on a constaté, d'un autre côté, les funestes effets que produit sur la santé le séjour trop prolongé dans des ateliers, surtout lorsqu'il y a encombrement, que l'air s'y renouvelle imparfaitement, et qu'il s'y altère par l'effet des molécules végétales, animales ou minérales. Des positions qui ne sont pas naturelles et que l'ouvrier doit garder long-temps, contribuent aussi à porter atteinte à sa santé.

On a observé encore, que les hommes de lettres qui passent une grande partie de leur vie dans des cabinets à exercer l'organe de la pensée paient chèrement la prédominance qu'acquiert le cerveau au dépens du système musculaire et de l'appareil digestif. Car cette prédominance multiplie les chances d'affections du système cérébral et nerveux, et la classe savante qui vit dans le silence et dans un état pour ainsi dire de réclusion, est exposée plus que toute autre à être atteinte de faiblesse générale, d'inappétence, de crampes d'estomac, d'entéralgies, etc. D'une autre part, on a cru remarquer que cette classe lettrée fournissait en général beaucoup de suicides, d'hypocondriaques, d'hallucinés, de cataleptiques, de malades imaginaires et de fous.

Avant de terminer cet article, je dirai un mot des mœurs antihygièniques des habitans de la cité, en me renfermant toutefois dans le cercle de mon sujet.

Nos pères, dans leur conduite ordinaire de la vie, se gardaient d'intervertir l'ordre de la nature. Aussi, leurs habitudes portaient-elles rarement atteinte à leur santé. De nos jours, si le contact des étrangers a doté le citadin Béarnais d'un vernis d'élégance et de bon ton, d'un autre côté il lui a malheureusement légué les commodités et les dangers du luxe. Les usages anciens et modernes sont tout à fait différens. La vie patriarcale est entièrement abolie. Nos pères faisaient des courses pédestrement dans l'intérieur de la ville et aux environs ; ils n'en avaient pour cela que plus d'agilité et meilleur appétit. Aujourd'hui, on rend des visites à son voisin en voiture ; on va à l'église et au spectacle en voiture; les promenades, par le beau temps, comme par le mauvais, se font aussi en voiture. C'est-à-dire qu'on sort d'une chambre immobile, pour entrer dans une autre, où l'on n'a d'autre avantage que celui de rester assis mollement balancé.

Les anciens dînaient à midi sonnant, et défrayaient une table avec trois ou quatre plats solides et copieux.

Les convives savouraient avec bonheur ces mets apprêtés sans art. Ils s'égayaient en échangeant des bons mots; buvaient souvent et trinquaient cordialement. Une ou deux heures après, ils se retiraient pour s'occuper de leurs affaires. C'est ainsi que nos pères se conduisaient dans leurs dîners sans façon.

De nos jours, quel changement! La frugalité de nos ancêtres n'existe que dans le souvenir. Un dîner entre amis est un grand festin. Quelle profusion de mets! Et puis, les cuisiniers, véritables artistes, se mettant au niveau du progrès général, par une savante combinaison d'assaisonnemens, forcent à fonctionner l'estomac le plus délabré. On dîne à cinq ou six heures du soir, c'est de rigueur. Qu'on mange ou qu'on boive, qu'on joue ou qu'on danse, on ne se retire que le lendemain, quelquefois même surpris par l'aurore.

Dans les soirées long-temps prolongées, où l'étiquette règne toujours et où le cœur se dilate rarement, notre luxueux citadin fait encore de la nuit le jour; dans des salles fermées de toute part et souvent encombrées, en même-temps qu'il respire un air impur, il exige une lumière artificielle éclatante; tandis que, dans des réunions qui ont lieu quelquefois pendant la journée, le beau sexe condamne le soleil à lui accorder seulement le demi jour.

On conçoit que de telles habitudes tournent d'une manière manifeste au détriment de la santé. La lumière solaire est pour l'homme une des premières conditions de sa vigueur et de sa santé; le vieillard et le convalescent s'y exposent avec bonheur; les plantes s'étiolent dans l'obscurité. Ces faits sont positifs, palpables, et la classe de la société qu'on regarde comme la plus instruite, ne peut les comprendre, tant il est vrai que lorsque l'homme est entraîné par l'habitude et les illusions du luxe, il ne pense plus sérieusement à sa santé. Continuons.

Pour mieux employer ses loisirs et pour mieux jouir en même-temps de sa liberté, le citadin a organisé des sociétés composées uniquement d'hommes. C'est là que, tout à son aise, il lit, devise, joue et fume. Il est à remarquer que, dans ces lieux de réunion qu'on nomme cercles, il est une pièce réservée aux fumeurs : ce qui s'y passe, celui qui est entré dans une tabagie très-fréquentée le devine. Au reste, plus tard, je dirai un mot sur l'usage du tabac.

Du plus haut degré de la société, des habitudes que l'hygiène désapprouve sont descendues par contagion imitative jusqu'à la classe ouvrière. Dans un temps, qui n'est pas très-éloigné de nous, les artisans se livraient à des jeux dans lesquels ils se procuraient le contentement de l'esprit, en même-temps qu'ils s'entretenaient dans un état brillant de santé. Ces jeux étaient ceux de la paume, du palet, des barres, des quilles, etc. Pour les plus vigoureux, c'était ceux de la lutte, du jet de la barre, de la boule, de la hache, etc. Ces amusemens avaient lieu en plein air. La partie terminée, les vainqueurs et les vaincus ne se séparaient jamais sans avoir vidé quelques bouteilles de vin qu'accompagnaient la saillie, et quelquefois l'épigramme. Cette jeunesse était contente, heureuse; et l'artisan Béarnais d'alors était vif, alerte, vigoureux, spirituel.

Aujourd'hui, à ces amusemens innocens, les ouvriers ont substitué des jeux sédentaires. C'est dans des auberges, des cabarets ou des cafés que le travailleur passe le dimanche, et souvent tout le lundi, à jouer, fumer et boire. Le cordial primitif est remplacé par la bière, le punch, l'eau-de-vie, le rhum, le café et toute espèce de liqueur. Que résulte-t-il de l'abus de ces boissons, malheureusement trop souvent frelatées? L'ivrognerie, les rixes, la misère et tous les malheurs que se procurent les individus insensés qui s'abaissent jusqu'à l'abrutissement. Le lendemain d'une orgie, il faut voir combien ces misérables débauchés sont lourds, pâles, hébétés!

En présence de faits aussi déplorables, à quelle classe de la société qu'il appartienne, l'homme qui possède des sentimens généreux et élevés, sera attristé, en pensant surtout que le travailleur laborieux, prévoyant, économe, s'affranchit noblement de la pauvreté et se rend utile, même nécessaire, et que l'ouvrier qui tombe dans la crapule en violant les lois de l'hygiène et de la morale meurt dans les angoisses des maladies et les horreurs inévitables d'une misère poignante.

CHAPITRE VI.

Préceptes de l'hygiène relatifs à la salubrité intérieure et extérieure des habitations et autres bâtimens de Pau.

—

DEPUIS le premier siècle de l'ère chrétienne, temps où écrivait Vitruve, jusqu'à nous, des hygiénistes ont souvent répété, d'après ce célèbre architecte, qu'avant de fonder une ville, les Romains exploraient la salubrité du lieu par diverses épreuves, dont une des principales consistait à examiner si les viscères, et surtout le foie d'animaux élevés sur ce lieu, étaient intègres.

Ni une telle investigation, qui est jusqu'à un certain point l'expression de la salubrité d'une localité, ni d'autres qu'on aurait pu emprunter directement à l'hygiène, ne dirigèrent ceux qui bâtirent Pau. Car l'histoire du Béarn nous apprend que cette ville, dont le château fut le commencement, fut fondée uniquement pour profiter des avantages du terrain, afin de résister à des invasions ennemies. C'est donc au hasard seul que cette cité doit en partie les conditions de salubrité dont elle jouit.

Mais quelque salubre que soit sa position, quelque bien raisonnée que soit la construction de ses bâtimens modernes, et la disposition de ses rues, enfin, quelque actives et bien conçues que soient les mesures de propreté, ces avantages, comme l'a dit Marc pour toutes les villes en général, sont susceptibles d'être en partie détruits par d'autres causes d'insalubrité. Ces causes nous allons les rechercher et en même-temps indiquer les moyens de les faire disparaître.

Avant de passer outre, que je dise en passant qu'ici les architectes et surtout les entrepreneurs de bâtimens ne s'occupent pas toujours de la sanification des édifices, ni souvent de leur solidité, lorsqu'ils dirigent leurs constructions, et qu'ils sacrifient bien des fois à la symétrie ou à quelques autres règles d'architecture, peu importantes d'ailleurs, les considérations hygièniques les plus essentielles. Je reprends mon sujet.

Dans plusieurs maisons de Pau, bâties depuis longtemps, il existe des caves et des souterrains sans aucune ouverture, si ce n'est une porte ou une trappe qui les ferme hermétiquement. Dans d'autres plus modernes, on a pratiqué, il est vrai, des ouvreaux;

mais leurs dimensions, en général, ne sont pas en rapport avec la capacité de ces cavités souterraines. Ces caves et souterrains, souvent destinés à être le dépôt des substances dont les émanations sont malfaisantes, compromettent la vie des personnes qui les fréquentent.

Cependant, ici, jusqu'à présent, que je sache, aucun cas d'asphyxie, dû à l'air méphitique de ces lieux, n'a été constaté; mais qui pourrait répondre de l'avenir, en considérant surtout que de telles causes délétères ont quelquefois produit, ailleurs, ce genre de mort? Par conséquent, la prudence réclamerait, de la part des propriétaires, qu'ils donnassent aux portes et aux ouvreaux les proportions nécessaires, comme en général les moyens les plus propres à déterminer un renouvellement suffisant de l'air des caves. Car on ne peut contester que le renouvellement de l'air ne soit un des préceptes les plus importans de l'hygiène, et, en quelque sorte, le préservatif de toute les espèces d'asphyxie qui tiennent à l'absence du gaz essentiellement respirable.

Les rez-de-chaussée sont en général malsains; aussi pour logement on donnera la préférence aux étages supérieurs, surtout si dans ces étages les appartemens ont des plafonds élevés, s'ils sont bien aérés, et bien éclairés par la lumière du jour.

Des propriétaires de certaines maisons de Pau, soit par ignorance, soit peut-être par esprit de cupidité, utilisent pour chambres à coucher des alcoves, des cabinets réservés, des soupentes et des réduits obscurs situés au rez-de-chaussée ou au sous-comble, tous lieux à petite dimension où l'air se renouvelle très-imparfaitement. Ces espèces de cases éminemment malsaines, dont j'ai parlé ailleurs, ne devraient jamair servir pour de pareils usages. Leur influence est funeste à la longue à la santé de l'homme. Bodelocque prétend que c'est une des causes principales des scrophules, et des hygiénistes, dignes de toute confiance, ont expérimenté que des oiseaux en cage, placés dans une alcove bien fermée par des rideaux, meurent en une seule nuit, lorsque deux personnes couchent dans ce lieu.

On a dû remarquer que dans quelques magasins des marchands se procurent de l'obscurité (ce n'est pas certainement pour des raisons hygiéniques.) Dans d'autres, à cause des marchandises qu'on y dépose, il faut de l'humidité. On conçoit que le séjour dans un lieu obscur ou dans une atmosphère humide, ne peut-être que préjudiciable à la santé.

Les arceaux peu élevés des habitations présentent des inconvéniens. Le rez-de-chaussée de ces maisons, ordinairement destiné à servir de boutiques ou d'ateliers, par l'effet de l'avancement du premier étage ne reçoit jamais la lumière des rayons vivifians du soleil, surtout du côté qui regarde le nord. Les colonnes de ces arceaux gênent aussi la circulation de l'air. Les personnes qui passent une partie de leur existence dans de tels lieux doivent inévitablement éprouver l'influence de leur insalubrité. Les arceaux de la vieille halle, surtout ceux des maisons du côté du sud-ouest, sont un vrai foyer d'infection. Il faut espérer qu'ils ne resteront pas long-temps dans un état d'insalubrité si apparente. D'une autre part, je dois convenir que la place Gramont flatte agréablement les regards; mais en même-temps je ferai observer qu'il n'est pas difficile de s'apercevoir que ce n'est pas un hygièniste qui en a conçu le plan.

Dans la cité, les escaliers sont loin généralement d'être sans défauts. Quelques-uns sont très-rapides; c'est au point que, lorsqu'on est arrivé au second étage d'une maison, on est sans haleine. D'autres sont étroits, obscurs, peu aérés. Enfin, dans plusieurs on hume en même-temps et l'odeur des cuisines et celle des latrines : mélange bizarre!

Pour qu'un escalier réunisse les conditions que l'hygiène réclame, il sera spacieux, la pente de ses marches sera douce. La lumière y pénétrera librement; il sera aéré et exempt de toute odeur, soit désagréable, soit malsaine.

Les couloirs sont ordinairement obscurs dans plusieurs maisons de la cité. L'air quelquefois s'y renouvelle difficilement. Quelquefois aussi, il y souffle avec violence; l'individu qui y passe en sortant d'un appartement réchauffé, ou en venant du dehors, s'il est en transpiration, est exposé aux effets plus ou moins intenses d'un refroidissement; il est prudent de ne pas trop fréquenter ces lieux malfaisans.

Dans les petits ménages, les cuisines sont presque toujours exigues, resserrées. Dans de grands hôtels, elles ont au contraire des dimensions très-spacieuses;

mais je dois faire remarquer que, dans ces deux cas, elles sont souvent mal éclairées et presque toujours mal ventilées. On n'ignore pas que, dans ces lieux, on brûle du charbon, dont la vapeur se répand partout et finit par atteindre la santé des personnes qui y vivent constamment. D'un autre côté, il est facile de comprendre que le calorique qui se dégage des fourneaux et les mets que les cuisiniers y apprêtent, entretiennent en tout temps dans ces mêmes lieux une température élevée et de l'humidité. Les individus qui séjournent dans cette atmosphère chaude et humide sont exposés à des dérangemens dans leur organisme, qui se traduisent presque toujours par une couleur très-pâle qui caractérise le cuisinier. En outre, ces individus contractent souvent des indispositions ou même des maladies lorsqu'ils s'exposent à l'air extérieur.

Pour obtenir dans ces lieux toute la sanification désirable, on devrait suivre les préceptes insérés dans le rapport au conseil de salubrité. En voici les termes :

« Une bonne cuisine sera non souterraine, vaste,
» très-élevée, dallée, bien nétoyée, ventilée près du
» plafond et près du plancher ; elle doit avoir une
» cheminée servant d'appel aux fourneaux. Enfin,
» on doit y entretenir la plus grande propreté. »

Si je conçois que, dans les pays septentrionnaux, l'homme a été obligé d'employer toutes les ressources de ses facultés intellectuelles pour inventer des moyens qui pussent le garantir de rudes atteintes des hivers rigoureux, d'une autre part, il m'est difficile de comprendre pourquoi l'habitant de notre climat tempéré a mis à contribution de pareils moyens, qui ne s'accordent nullement avec le peu d'abaissement de la température. Serait-ce par excès de prudence? Mais cette prudence outrée ne peut tout au plus profiter qu'à des enfans au berceau, à des vieillards, à des gens casaniers, à des convalescents. Pour le citadin en état de bonne santé et qui jouit d'un certain degré de forces physiques, les meilleurs moyens de se préserver des brusques alternatives de l'air, sont un vêtement convenable et l'exercice au dehors. Voilà ce que l'hygiène lui prescrit pour qu'il ne s'amollisse pas. Par l'habitude de mettre en usage des moyens si simples et si efficaces, les vêtemens superflus que le luxe impose, et toute espèce de procédé de chauffage, plus ou moins bon, ou plus ou moins compliqué, lui deviendra inutile sous notre ciel, même souvent pendant la saison où le froid est le plus rude.

Quoiqu'il en soit de la position où se trouve notre citadin, soit qu'il veuille élever la température dans un appartement par nécessité, soit qu'il le veuille par tout autre motif, de toutes les manières de le chauffer, la meilleure certainement, sous le rapport de la salubrité, est la cheminée, surtout là où il y a du bois de chauffage, et l'on sait qu'ici il est abondant et à bas prix. Néanmoins, ce procédé doit être soumis à des règles; ainsi, le foyer ne sera pas démesurement spacieux, comme j'ai dit ailleurs que cela se pratiquait autrefois.; ni d'une exiguité outrée, comme on les confectionne de nos jours. L'ouverture de ce foyer devra être en rapport avec les dimensions de l'appartement, afin que l'air puisse être facilement renouvelé par l'effet de l'appel qui se fera par le tuyau On emploira une plaque métallique parfaitement polie, d'une couleur blanchâtre et inclinée convenablement, afin que la plus grande quantité de calorique possible soit reflécbi vers celui qui se chauffe. On pratiquera, en outre, deux tuyaux qui viendront aboutir aux parties latérales de la cheminée; alors celle-ci ne fumera pas parce que la combustion sera activée; et l'air extérieur qui s'introduit par les portes ou par les fissures, ne glacera pas les parties postérieures qu'il touche. A ces avantages physiques que possèdent les cheminées soumises aux règles que je viens de prescrire, ajoutons-en un autre tout moral. Par un temps sombre et froid, le feu qui pétille et la flamme qui s'élève en colonnes flamboyantes ont bien des fois égayé l'homme mélancolique livré à des pensées lugubres.

Tout en reconnaissant la préférence qu'on doit accorder aux cheminées comme moyen de chauffage dans des chambres de moyenne dimension, je ferai néanmoins observer que dans des appartemens spacieux, là où par un temps froid des individus restent dans un état d'immobilité, elles ne peuvent entretenir une température chaude, égale. Il faut alors, dans de tels lieux, des poëles. Mais ce moyen présente entre autres inconvéniens celui de trop élever la chaleur dans les appartemens.

Les individus qui vivent dans cette atmosphère contractent fréquemment, en s'exposant à l'air extérieur, des rhumes, des enchiffrénemens, des angines ou des indispositions plus graves.

Dans tout appartement, la température doit être modérée; et, quelque procédé qu'on emploie pour obtenir ce résultat, il faut que l'air conserve sa pureté, soit au moyen d'une ventilation suffisante, soit en ayant recours au procédé de Darcet, qui consiste à ajouter de l'eau à l'air qu'on échauffe. Ce dernier procédé, du reste, n'est pas exempt d'inconvéniens.

Comme moyen de chauffage, les brasiers, les rechauds, les chaufferettes ne devraient jamais être mis en usage. Les gaz acide carbonique et d'oxide de carbone qui se dégagent du combustible portent atteinte à la santé de l'homme. Pendant le printemps dernier, j'ai moi-même éprouvé les effets pernicieux de ces gaz. Voici comment : Après avoir séjourné pendant près d'un quart d'heure dans un atelier de tailleur, où sept à huit ouvriers travaillaient près d'un réchaud, j'éprouvai des éblouissemens; ma respiration devint gênée; mes sens ne percevaient presque plus. Je quittai bien vite ce lieu plus que suspect; le grand air me guérit.

Je ferai remarquer, d'un autre côté, que des hygiènistes ont observé que les émanations odorantes de la rose, des tubéreuses et en général de toutes les liliacées, peuvent occasionner un état nerveux, caractérisé par l'assoupissement et quelquefois même par une espèce d'asphyxie. Il suffit, pour être exposé à cet accident d'être couché dans un appartement où il y a une grande quantité de ces fleurs odorantes. Comme depuis quelque temps dans notre cité, on cultive les fleurs, pour ainsi dire avec passion, ce qui vient d'être relaté pourra servir d'avertissement, surtout aux personnes nerveuses.

Les peintures fraîches des appartemens dans lesquelles il entre de l'essence de térébenthine, de la céruse, etc., exposent les personnes qui sont sous leur influence à des maux de tête violents, et même à d'autres infirmités ou maladies. Avant d'habiter ces appartemens on attendra que les peintures soient sèches et sans odeur.

Les latrines dont j'ai parlé avec quelques détails dans un autre paragraphe, méritent de fixer l'attention de l'autorité, qui ne doit pas tolérer que chacun puisse disposer, comme il l'entend, cette partie des habitations. Si la police n'a pas le droit de contraindre les propriétaires à chercher les moyens de faire disparaître les émanations malsaines qui s'exhalent des lieux d'aisance pour infecter l'intérieur de leurs maisons; du moins, lorsque ces émanations s'étendent jusqu'à la voie publique, l'autorité doit user de toute la force des lois pour réprimer de tels abus.

Pour empêcher que les individus, pendant le séjour plus ou moins long qu'ils font dans les lieux d'aisance de la cité, soient exposés aux atteintes de l'hydrogène sulfuré ou de l'hydrosulfate d'ammoniaque qui se dégagent des cloaques, deux procédés peuvent être employés. Avant tout, il faudrait établir dans les latrines un tuyau d'évent dont l'ouverture serait placée au-dessus de la toiture ; ensuite, il faudrait employer, comme le propose M. Cazeneuve, des fosses mobiles. Ce procédé est simple ; il consiste : « à remplacer les fosses par des tonneaux placés à » l'extrémité d'un tuyau mobile, tonneau qu'on en- » lève quand il est plein. »

Un semblable moyen est déjà mis en pratique dans plusieurs villes de France, et faisons remarquer qu'on conserve ainsi pour l'agriculture un fumier précieux.

Si par l'effet de la disposition des lieux ce procédé ne pouvait être mis en usage (car je ferai observer qu'ici la plupart des latrines se trouvent placées entre deux murs resserrés), alors, il faudrait multiplier les fontaines et laver à grande eau, deux fois par semaine, le sol où sont déposées les matières stercorales, et en même-temps, il conviendrait que ce sol fut dallé. En employant ce moyen, on conçoit qu'il faudrait de toute nécessité que les conduits d'égout ne présentassent aucun obstacle pour le passage de toutes les matières ; on aurait soin de les faire disparaitre, et le terrain qui offre par tout de la déclivité, se prêterait merveilleusement d'ailleurs à un écoulement prompt et direct. C'est ainsi que le méphytisme naturel aux fosses d'aisance, serait considérablement diminué, puisque les excrémens seraient, pour ainsi dire, enlevés à mesure qu'ils seraient déposés (1).

(1) On a expérimenté dernièrement que trois livres de goudron conservent à l'abri de toute décomposition putride plus de quatre-

Il est reconnu qu'à Pau on a fait depuis quelques années de grands sacrifices pour des objets d'utilité publique. Les fonds que le Conseil général a alloués pour restaurer la maison de santé, qui était dans un si piteux état, ne pouvaient avoir une meilleure destination. Cette maison maintenant est un modèle sous le rapport hygiènique. Je me plais à dire qu'elle fait honneur au médecin éclairé qui en a dirigé les travaux.

Si on eut consulté un hygièniste, il est plus que probable que la caserne n'aurait pas été bâtie sur un terrain fangeux, et qu'elle n'aurait pas été exposée sans abri à toutes les vicissitudes du vent d'ouest. Dans un mémoire parfaitement écrit, le docteur Boutilhe attribue principalement à ces deux causes d'insalubrité une épidémie de fièvre typhoïde qui a régné il y a quelques années dans ce bâtiment.

Je ne sais non plus pourquoi, contre les réglemens de police sanitaire, on a choisi pour le cimetière un terrain poreux, humide et exposé à l'ouest de la cité? Ces faits m'autorisent à dire de nouveau que les hygiènistes, ici et même ailleurs, ne sont que rarement invités à aider les autorités de leurs lumières, lorsqu'il s'agit de faire exécuter des travaux importans sous le rapport de la salubrité, soit privée, soit pu-

vingts carafes d'urine, et cela pendant une durée de plusieurs mois. L'hygiène publique pourrait donc tirer profit de ce moyen en l'employant à la désinfection des réservoirs d'urine dans les hôpitaux, les prisons, les tribunaux et généralement dans tous les lieux où il y a une grande réunion d'individus.

blique. Le temps viendra, il faut l'espérer, où l'on appréciera, mieux qu'on n'a fait jusqu'à ce jour, l'importance des conseils des hommes compétens.

Tandis que trois petites villes des environs de Pau (Lescar, Morlàas, Lembeye) sont orgueilleuses de posséder des édifices destinés au culte catholique classés parmi les monumens historiques, la cité humiliée ne peut offrir aux regards péniblement surpris des étrangers que deux églises mesquines et malsaines. Cependant, de tous les bâtimens publics, ceux qui sont les plus fréquentés sont ces lieux saints. C'est là que tous les jours les fidèles élèvent leur âme vers le tout puissant. Il importerait donc qu'on s'occupât sérieusement de doter au plutôt cette cité d'édifices religieux dont l'ensemble de l'architecture portât au recueillement, tout en garantissant la santé par l'observation des lois de l'hygiène.

Si on n'a pas un but lorsqu'on construit un bâtiment, il est rare qu'il réunisse les conditions hygièniques nécessaires ; surtout lorsque plusieurs individus doivent l'occuper. L'hospice et les prisons de Pau devraient être réédifiés, en se conformant toutefois aux exigences des règles de l'hygiène. L'humanité réclame des douceurs pour le malade et l'indigent. Le criminel frappé par la loi, s'il sent sa position, est déjà assez puni en ayant perdu sa liberté, pour que l'insalubrité du lieu qu'il habite ne soit pas pour lui un surcroît de malheur. Et plût à Dieu que, dans de tels lieux, l'innocent n'eût jamais gémi !

J'ai dit quelque part que le Béarnais est porté naturellement aux distractions, aux amusemens. Mais je dois faire observer que les plaisirs n'ont de l'attrait pour lui que lorsqu'ils sont variés. Des personnes qui ne connaissent pas, sans doute, à fond, son caractère léger, inconstant, ont avancé qu'à Pau il faudrait un théâtre plus grand, plus beau que celui qui existe, afin qu'une bonne troupe se fixât dans la cité. Ces personnes sont dans l'erreur. Car il est certain, qu'ici, des acteurs du premier mérite, soit tragiques ou comiques, soit musiciens ou chanteurs, après quelques représentations, n'auraient plus de spectateurs. Des exemples récents prouvent assez ce que j'avance; et, si je ne nomme pas les acteurs péniblement désappointés, c'est par respect pour leur talent.

Ainsi, le théâtre, sous le rapport de ses dimensions et de ses décorations, peut suffire à la cité tel qu'il est. Mais il en est autrement sous le rapport de l'hygiène (à moins toutefois qu'il n'ait été amélioré depuis que je l'ai examiné); sous ce point de vue il est urgent que le propriétaire remédie à trois défauts : 1.° Le théâtre doit avoir un plus grand nombre d'issues en cas d'incendie; 2.° il faut chercher le moyen qu'on n'y étouffe de chaleur en été, à moins de laisser portes et fenêtres ouvertes pour renouveler l'air, ce qui incommode les voisins de ces issues qui ont ordinairement le soin de les fermer; 3.° il faudrait éviter d'avoir l'odeur de la fumée repandue par tant de lumières qui éclairent la scène et le théâtre, ce qui concourt (comme l'a fait observer Fodéré pour d'autres théâtres) avec les résultats de la transpiration à vicier singulièrement l'air; et ce qui produit une sorte de dégradation des deux systèmes, sensitif et moteur, d'où l'origine de tant de maladies dites nerveuses et convulsives.

Pour faire cesser ou du moins diminuer ces inconvéniens, le propriétaire du théâtre devrait y établir des manches à vent qui descendissent jusqu'au parterre avec plusieurs ventilateurs. Ensuite, il faudrait qu'il fît adapter des cheminées conductrices de la fumée des lampions ou bougies attachés aux lustres jusque hors de la salle, et se servir de lampes à double courant d'air pour les lumières de la scène.

Depuis une trentaine d'années à peu près, divers ateliers se sont considérablement multipliés dans la cité et dans quelques localités de cet arrondissement. Si cela est un bien sous le rapport de la prospérité de nos contrées, il n'en est pas de même sous celui de la santé des ouvriers qui travaillent dans ces lieux malsains. Les uns y respirent des poussières plus ou moins insalubres; d'autres des vapeurs, des gaz, ou des exhalaisons très-nuisibles; plusieurs, enfin, exposés à des odeurs infectes, se trouvent sous leur influence délétère. D'un autre côté, j'ajouterai qu'on a cru remarquer que c'est dans des fabriques ou des manufactures que les ouvriers organisent souvent des parties de désordre et de débauche.

Pour le premier cas, on devrait employer toutes les ressources que peuvent offrir les progrès de la chimie et de l'hygiène, si non pour prévenir complètement les maladies des artisans, du moins pour affaiblir les conséquences fâcheuses que l'exploitation d'un très-grand nombre de branches d'industrie exerce sur la santé de ceux qui s'y livrent.

Quant au second, il est du ressort de la morale; il s'agirait, avant tout, d'exercer sur les hommes de métier, réunis en grand nombre, une surveillance active, intelligente, surtout bien entendue. Ensuite, il conviendrait de faire comprendre à ces gens, dont la plupart sont enclins aux voluptés sensuelles, que leur bonheur dépend de leur bonne conduite; que s'ils ne regardent pas la tempérance comme vertu, ils doivent la considérer du moins comme pratique indispensable à la longue vie et à la pleine santé.

J'ai peu de chose à dire sur l'insalubrité extérieure des maisons de la cité. Si le docteur Taylor, dans son Traité sur l'influence curative du climat de Pau, a avancé (p. 29) « que les murs des maisons devraient » être blanchis, et que les étrangers en arrivant à » Pau par un jour de pluie étaient effrayés de l'ap- » parence triste et sombre des rues de cette ville, » il a erré, au point de vue hygiènique; en voici les raisons : Le soleil de notre climat, comme l'on sait, répand une lumière éclatante. Cette lumière vive, réfléchie par des surfaces blanches, incommoderait les organes de la vue, ou les rendrait malades. Ensuite le calorique rayonnant, produit par ces mêmes surfaces, s'ajouterait à celui qui est ambiant et occasionnerait, pendant les journées d'été, surtout dans les rues, et même dans des appartemens qui seraient à proximité, des chaleurs accablantes.

Ainsi, d'après ces faits, on conviendra que le reproche adressé par l'auteur anglais à la couleur terne des murs de nos maisons n'est pas fondé; et que cet agrément (le blanchîment), si cela en est un, ne convient tout au plus que dans des pays où le ciel est brumeux et le soleil pâle.

Cependant, en examinant de près l'assertion du docteur d'outre-mer, je dois à la vérité de dire que, d'après les lois de la physique, il est démontré que les murs sombres, ternes, s'échauffent plus que ceux qui sont blanchis, et que, dans ce cas, lorsque le soleil darde sur un mur de face, un courant d'air ne manque pas de s'établir de bas en haut le long de cette surface échauffée, comme Darcet l'a fait observer, d'où résulte un tirage qui s'opère sur les fenêtres de l'appartement et qui est cause que les cheminées fument ou laissent pénétrer de l'acide carbonique. Je doute que le docteur Taylor ait voulu parler dans ce sens; s'il l'a fait, nous sommes d'accord.

Sans m'écarter du cadre hygiènique que je me suis imposé, je dirai un mot, en terminant, d'une amélioration bien importante pour la cité, puisqu'elle intéresse toute sa population. On doit se rappeler que j'ai dit ailleurs que les orages, pendant quatre ou cinq mois de l'année, étaient très-fréquents dans nos contrées. Eh bien! dans tout notre arrondissement, si je ne me trompe, il n'y a que quatre ou cinq paratonnerres; et Pau n'en possède que trois. Cependant, il ne se passe pas d'année où on ne publie des accidens occasionnés par la foudre. Il importerait donc, de chercher les moyens de s'en garantir. Il faudrait dans la cité trois paratonnerres de plus. Voici où ils seraient placés avec avantage : un sur le château, un autre sur la maison la plus élevée de la Haute-Plante, et le troisième sur la Nouvelle-Halle. Comme les orages sont poussés sur Pau par les vents du sud-ouest, la ville se trouverait ainsi à l'abri de tout accident occasionné par l'étincelle électrique, et la confiance gagnerait les esprits des citadins, puisque ceux-ci se croiraient garantis.

Je ferai remarquer qu'il serait prudent de faire disparaître du faîte des bâtimens les croix, les girouettes et tout corps métallique terminé en pointe, lors même que la cité posséderait des paratonnerres, et à plus forte raison lorsqu'elle en est pour ainsi dire dépourvue.

Que les personnes étrangères à la physique ne croient pas que de telles précautions soient futiles, inutiles. Je ferai observer à ce sujet qu'il n'y a pas long-temps que j'ai constaté un cas de mort occasionné par la foudre. L'individu, victime de cet accident, s'était servi par un temps d'orage de son parapluie. Le bout métallique du manche avait attiré l'étincelle électrique. Cette étincelle traversa le corps de cet individu, et c'est ainsi qu'il fut foudroyé, calciné.

En définitive, je dirai que les lois de la physique exigent encore, qu'en temps d'orage, les fenêtres ne soient pas ouvertes et surtout qu'on n'établisse aucun courant d'air dans l'habitation.

Maintenant, si d'après ce qui vient d'être exposé,

on reconnaît qu'au point de vue de la salubrité, des améliorations seraient utiles, indispensables à la ville de Pau ; si, comme tout l'annonce, cette cité doit encore s'agrandir et s'embellir, pourquoi négligerait-on dorénavant de mettre en pratique tous les moyens qu'offre l'hygiène ?

CHAPITRE VII.

Quelques réflexions sur l'état actuel de l'éducation physique et morale des enfans jusqu'après l'âge de puberté, et indication des moyens propres à l'améliorer.

DEPUIS une époque très-reculée jusqu'en 1830, dans la plupart de nos communes rurales, il a existé des matrones sans titre. Les enfans nouveaux-nés, qui ne tiennent à la vie que par un souffle, recevaient les premiers soins de ces femmes ignares. Après ces soins qui consistaient à faire la section du cordon ombilical, à laver et à emmailloter le nouveau-né, les mères seules élevaient leurs enfans d'après des usages traditionnels, presque toujours dénués de bon sens et souvent dangereux.

Vers l'année 1830 ou à peu-près, l'école d'accouchement du professeur Mespec commença à doter de sages-femmes la plupart de nos villages. Ces accoucheuses titrées ont en général assez d'instruction pour faire un peu de bien, et, malheureusement, dans certaines circonstances, oubliant les sages conseils de leur maître, par leur suffisance et leur hardiesse, elles font beaucoup de mal. Ce résultat est sans doute un malheur; mais comment l'éviter dans l'art de guérir, puisqu'on brevête des demi-savants ou pour mieux dire des demi-instruits.

Cependant, il est vrai de dire qu'à côté de ce mal il existe du bien. Les femmes en couches sont assez bien traitées; l'usage barbare de l'emmaillotement a disparu, et d'autres améliorations importantes ont eu lieu. Néanmoins, au point de vue prophylactique, il reste encore beaucoup à faire. L'éducation physique et morale de l'enfant de la campagne est négligée, mal conçue; et celle du jeune citadin ne repose pas sur des bases physiologiques. C'est ce que nous allons examiner.

Avant tout, faisons observer que lorsqu'un enfant naît en état de mort apparente, rarement il reçoit les soins nécessaires dans nos communes rurales. L'accoucheuse ne devrait l'abandonner que lorsque la vie serait éteinte. Si après dix minutes ou d'avantage de l'emploi des moyens ordinaires conseillés par tout, le nouveau-né n'est pas ranimé, il faut recourir à l'insufflation au moyen du tube de Chaussier. Quoiqu'il ait trouvé des détracteurs, ce moyen est souvent le seul efficace ; toutes les sages-femmes devraient être nanties de cet instrument et posséder des connaissances suffisantes pour s'en servir. Cette opération exige, dans certains cas beaucoup de patience ; des soins doivent souvent être prolongés pendant une heure au moins. Dans une notice que M. le professeur Depaul, notre compatriote, a publié dernièrement, cette question est parfaitement traitée.

Après avoir fixé l'attention sur une remarque qui, à mes yeux, est d'une haute importance, je dirai que le nouveau né, à peine couvert d'un épiderme, sortant de l'eau et d'une température de 28 à 30 dégrès, est très-impressionnable, très-nerveux. C'est dans une telle condition qu'il doit s'accoutumer aux modifications intérieures et extérieures. Il importe alors, avant tout, qu'il soit préservé du froid au moins pendant deux ou trois mois, et même pendant plus long-temps selon sa constitution et les rigueurs des saisons. Dans cet objet, la couette dont on se sert ici généralement remplit les conditions désirables. Mais après trois mois de service, à moins que l'enfant ne soit malade ou que le froid ne soit excessif, la plume devrait être remplacée par la balle d'avoine, soit pour accoutumer cette petite créature à être tenue moins chaudement, soit par mesure de propreté. Malheureusement, de telles précautions ne sont pas usitées dans nos campagnes. Une seule couette y sert pour le même enfant, non seulement pendant plus d'un an, mais encore elle passe à d'autres puînés et traverse une nombreuse génération, sans qu'on songe ni à laver l'enveloppe, ni même à renouveler la plume ou du moins à l'exposer à l'air.

L'usage d'ondoyer avec de l'eau froide les nouveaux nés, bien que signalé par les auteurs d'obstétrique comme étant pernicieux, existe encore ici. Maintefois j'ai été à même de constater des accidens fâcheux dont il avait été la cause ; il serait temps de s'en affranchir. On devrait toujours prendre la précaution de faire tiédir l'eau, surtout pendant l'hiver.

Les mères devraient tenir ces petits êtres plus propres qu'elles ne le font ordinairement, et enlever les excrémens à mesure qu'ils les salissent. Car, dans l'enfance surtout, la propreté, c'est la vie. Un fait que j'ai eu dernièrement sous les yeux fera comprendre quelles sont les conséquences que laisse à sa suite la malpropreté. Ce fait le voici : il y a quelque temps, on me présenta un enfant âgé de 9 mois, portant une croûte sur la tempe droite s'étendant sur toute l'oreille de ce côté. Cette croûte était le résultat de l'exhalation d'une matière albumineuse (gourme) qui, par un effet de malpropreté, s'était endurcie en se mêlant avec des cheveux. Ayant soulevé cette plaque gourmeuse, rendue mobile par une sanie visqueuse et puante, je découvris cinq grosses larves, produites sans doute par la mouche bleue de la viande qui y avait déposé des œufs. Les larves enlevées, je portai mon attention du côté de l'intérieur de l'oreille, où trois autres larves étaient logées. J'y introduisis de l'huile d'amendes douces mêlée avec de l'onguent mercuriel, et l'oreille fut débarrassée en un instant de ces êtres dangereux et incommodes. C'est ainsi, qu'une déplorable négligence, en ce qui regarde des soins de propreté, mit les jours de cet enfant en un danger imminent.

Je dois faire observer que c'est par un fâcheux préjugé que, dans nos communes rurales, jamais on ne nettoie la tête de l'enfant en bas âge, et qu'on la lui enveloppe avec des coiffures très-chaudes. De là l'origine des gourmes et de la vermine, dont il est si souvent atteint.

Pour éviter de tels inconvénients, il faudrait, avec de l'huile d'amandes douces ou du beurre enlever toutes les croûtes, soit laiteuses, soit d'une autre nature, et passer tous les jours sur les cheveux naissans de la tête de l'enfant une brosse très-douce de chiendent ou de crin. Les coiffures devraient être légères, mais moelleuses.

Voici encore ce qui porte préjudice à la santé de l'enfant et par suite à son développement normal.

Les lotions et les bains, si utiles à toutes les époques de la vie, le sont principalement dans l'enfance, et ici, il est rare qu'on les mette en usage.

Une conduite tout-à-fait déraisonnable de la part de nos paysans est celle de tenir dans le berceau la tête de l'enfant basse et de le bercer pour le forcer à dormir. Le résultat infaillible de tels procédés est, comme les physiologistes l'ont reconnu, une congestion cérébrale presque toujours dangereuse.

Tenir dans les bras, pendant une partie de la journée, des enfans qui sont grandelets, est encore une mauvaise coutume; en agissant ainsi, les extrémités inférieures de ces petits être restent faibles. D'un autre côté, les charriots, les lisières dont on se sert généralement dans nos campagnes pour apprendre à l'enfant à marcher ne servent qu'à le rendre difforme, parce que les jambes manquant de force doivent fléchir sous le poids du corps. Un hygiéniste a dit à ce sujet avec vérité : « Lorsque l'enfant peut commen-
» cer à marcher, il faut simplement l'étendre à terre
» sur un tapis, sur un gazon. D'abord, il rampera
» sur le ventre; bientôt, il se soulèvera sur les mains;
» puis, il en fera autant sur les genoux; plus tard,
» il se dressera sur les jambes; enfin, après des
» chûtes qui ne sont jamais dangereuses, il se hasar-
» dera à faire quelques pas, et tout cela sans qu'il
» ait besoin qu'on le lui enseigne. »

Ainsi, en se conformant à ces principes, il est plus que probable qu'il y aura peu d'individus à jambes arquées ou cagneuses, et pour ce qui concerne en général l'éducation physique de l'enfant, il ne faut que suivre les inspirations de la nature.

Il est rare que nos paysannes ne nourrissent pas leurs enfans de leur lait; en cela elles remplissent le devoir sacré de mère. Mais il est des reproches fondés qu'on peut leur adresser sur la manière dont elles les allaitent. Par exemple, lorsqu'elles sont occupées aux pénibles travaux de la campagne, il arrive souvent qu'elles négligent ces pauvres créatures en ne les faisant pas têter lorsqu'elles en auraient besoin. Quel est le résultat d'une telle négligence ? L'enfant affamé se gorge de lait ; plus tard, il le vomit, ou il éprouve des coliques ; il s'agite, il pleure. Pour le faire taire, la mère lui met le mamelon dans la bouche. S'il le refuse, elle applique la face de cet innocent sur le sein et le force ainsi à têter sous peine d'être asphyxié. Cette manière d'agir, on le conçoit, est ridicule, blâmable. Les mères devraient savoir que leurs enfans ne doivent pas trop têter, comme aussi ne pas têter trop peu ; dans le premier cas, ils vivent dans un état habituel d'indigestion. Dans le second, les organes digestifs s'irritent, et ces petits êtres sont exposés à contracter toutes les maladies qu'occasionne la privation d'alimens.

Les nourrices doivent encore se pénétrer d'un fait important, c'est que le lait ne peut avoir tous les principes nourrissans nécessaires qu'autant qu'il restera après la sécrétion quelque temps dans les seins.

Continuons à signaler d'autres pratiques non moins nuisibles à la santé de l'enfant que celles dont il vient d'être question. A l'âge de deux à trois mois, on lui fait boire du vin ; on lui fait manger plusieurs espèces d'alimens, surtout du lard. Si le petit être fait des difficultés pour les avaler, la mère mâche ces alimens et les lui fourre dans la bouche. Il suffit de faire connaître de tels usages pour faire apercevoir qu'ils sont non seulement dangereux, mais encore dégoûtans.

Avant de passer outre, je ferai mention d'un fait à part ; quoiqu'il semble en dehors de mon sujet, je ne puis cependant le passer sous silence, parce qu'il intéresse particulièrement les habitans de nos communes rurales. Il s'agit des enfans trouvés ou d'autres atteints de maladie vénérienne.

On n'ignore pas que nos paysannes font souvent les fonctions de nourrice, et qu'il survient quelquefois que des enfants atteints d'une affection suspecte les infectent, soit que ces enfans sortent de l'hospice, soit qu'ils sortent d'ailleurs. Celles-ci, à leur tour, communiquent cette maladie à d'autres individus. Avant de confier un enfant à une nourrice, d'où qu'il arrive, il faudrait qu'il fût examiné avec attention par un homme de l'art, et surveillé même plus tard, par la raison que certaines maladies ne se montrent pas d'abord. En agissant ainsi, on éviterait souvent de grands malheurs. Car, à ma connaissance, dans six villages de ce canton et autres limitrophes, plusieurs enfans sont morts et des nourrices ont été sérieusement malades avant qu'on ne se doutât de la nature du mal qui dévorait les uns et les autres de ces infortunés. Du reste, je ferai observer qu'un enfant qui a des ulcères suspects à la bouche ou dans d'autres parties du corps, devrait toujours être nourri à la fiole ou d'après d'autres procédés artificiels, et qu'un mamelon ulcéré ne devrait jamais entrer dans la bouche d'un nourrisson.

Ces réflexions me conduisent tout naturellement à d'autres qui concernent les enfans abandonnés. Ces créatures sans appui ont les droits les plus sacrés à l'intérêt de leurs semblables, puisqu'il ne peut pas exister de doute sur la nécessité de les sauver de leur perte. Pour parvenir à ce but, le meilleur moyen dans nos localités serait de nourrir ces enfans à la campagne. Les nourrices ne manqueraient pas, surtout si on les rétribuait un peu plus qu'on ne le fait, et je puis affirmer qu'ici les enfans trouvés sont en général parfaitement soignés. Ces pauvres créatures ne devraient jamais recevoir des soins à l'hospice ; la mortalité y est effrayante. D'après des relevés exacts, sur cent de ces infortunés, avant dix ans, cinquante-quatre y meurent, soit par l'impureté de l'air, soit à cause du régime ; et puis, que deviennent ceux qui restent ? La plupart atteints de scrophules ou de phthisie, sont envoyés dans des ateliers où ils succombent bien vite poursuivis par ces cruelles maladies.

D'un autre côté, que l'on considère dans quel état vient au monde l'enfant délaissé et l'on verra s'il y a pour lui des chances de salut en étant nourri dans l'hospice. Cet enfant est né souvent avant terme ; il est quelquefois victime en naissant de la misère, de l'immoralité de ses parens, fruit d'une génération viciée ou enfin apporté mourant. Dans un si misérable état, l'enfant abandonné ne peut trouver la vie qu'à la campagne avec une bonne nourrice.

A l'âge de sept à huit ans convient-il de le ramener à l'hospice ? Non. La pension devrait être prolongée jusqu'à douze ans. Après ce terme, l'enfant dans nos campagnes peut gagner son existence et plus tard offrir son bras à l'agriculture ou à la patrie. Je n'ignore pas que l'administration à la fin de l'année en examinant le chiffre des dépenses est prompte à s'effrayer. Mais, d'une autre part, l'hygiène ne peut transiger quand il s'agit du bonheur, de la santé ou de la vie de nos semblables.

Qu'on ne dise pas que dans nos communes rurales les enfans trouvés, devenus hommes faits, sont mal vus et ne jouissent d'aucune considération publique? Le Béarnais est naturellement bon, humain et affectueux; il traite les enfans abandonnés, qui, du reste, ont quelque chose en eux qui intéresse, comme ses propres fils; une infinité d'exemples le prouverait. Mais j'abandonne ce sujet, qui est bien loin d'être épuisé, pour m'occuper de l'éducation morale de l'enfant du laboureur.

Lorsque le jeune campagnard est arrivé à trois ou quatre ans, il est pour ainsi dire livré à la nature, et son éducation morale est des plus mal conçues. Pour le corriger de certains petits défauts, on lui fait peur, soit au moyen de contes de sorcières ou de revenants, soit d'une autre manière tout aussi maladroite; et ce qui m'a fait plus d'une fois de la peine, c'est de le voir battre sans aucun ménagement. Cette manière de corriger ces pauvres petites créatures est sauvage, brutale. Elle n'est propre qu'à rendre mauvais par la suite le caractère des individus qui sont ainsi traités. C'est peut-être à cause de cela que nos paysans en général sont méfians et dissimulés, et que, devenus à leur tour pères, ils usent de représailles. Si jamais les pères sont obligés d'infliger des corrections sévères à leurs enfans, ils doivent en calculer toutes les conséquences morales et physiques. Dernièrement, dans un moment de vivacité, une mère porta un rude coup sur la tête de son enfant ; celui-ci en est mort, et la mère est inconsolable.

L'enfant, à quelque classe de la société qu'il appartienne, doit toujours être traité avec douceur. Il faut se l'attacher par la confiance et l'affection. S'il fait bien, il faut l'encourager et lui rendre cette voie attrayante en lui accordant des récompenses. S'il fait mal, il faut le lui faire comprendre et le convaincre que c'est avec justice qu'on lui inflige des punitions. Ces punitions doivent consister en des peines qui attaqueront l'honneur. Mais jamais on ne les prendra parmi les châtimens corporels, dont le souvenir se perd avec les douleurs qu'ils occasionnent, et qui d'ailleurs finissent par abrutir. La privation d'alimens, dans un âge où le corps se développe avec énergie, est encore une punition que le bon sens désapprouve.

Je dois faire remarquer que, dans une famille où il existe plusieurs enfans, souvent le père et la mère en ont quelqu'un qu'ils préfèrent. Comme l'enfant rapporte tout à soi, celui qui est oublié ou maltraité devient inquiet, jaloux et quelquefois même malade.

Ces préférences de la part des parens envers leurs enfans sont blâmables et produisent toujours les plus mauvais effets.

D'un autre côté, faisons observer qu'on rencontre quelquefois ici des pères et des mères qui ne s'occupent pas plus de leurs enfans que s'ils n'existaient pas. Comment ces petits vagabonds indisciplinés peuvent-ils suivre une bonne voie, puisqu'ils marchent sans guide?

Il y a aussi des parens qui ne contrarient jamais leurs enfans, et qui n'ont pas même le courage de redresser les fautes qu'ils commettent. Quand la faiblesse paternelle arrive à ce point, on conviendra qu'elle est bien condamnable; car en agissant ainsi, les parens rendent le plus mauvais service à leurs enfans. Ceux-ci, plus tard, sont volontaires, indépendans, insupportables. Tout le monde sait, du reste, ce que sont quelquefois les fils uniques.

On trouve encore dans certaines familles un père qui, pour corriger son fils, l'épouvantera par de terribles menaces, en faisant beaucoup de bruit, et la mère qui, presque au même instant, le flattera et l'accablera de caresses. Une telle éducation est un véritable contre sens qui ne peut jamais porter profit à celui à qui il s'adresse.

Je n'en finirais pas si je voulais continuer à relever tous les ridicules et les vices de l'éducation morale de l'enfant de la campagne. Cependant qu'on me permette encore une réflexion. J'ai observé maintefois que l'exemple des pères et mères, soit en bien, soit en mal, influe d'une manière manifeste sur le caractère et les mœurs de leurs enfans. En effet, si les pères et mères sont de mauvaise vie et mœurs, leurs fils marchent presque toujours dans le sentier du vice. Si au contraire les parens ont toujours eu une conduite sans reproche et des mœurs sévères, il est rare que leurs enfans ne suivent pas leurs traces. Car je ferai remarquer que si des familles patriarcales existent encore dans cet arrondissement, ce qui les a maintenues, ce sont les bons conseils renforcés par les bons exemples, ou pour mieux dire, c'est la vertu qui n'a cessé de se transmettre de père en fils en conservant toute son intégrité. Ainsi les parens ne cesseront jamais de donner de bons conseils, et surtout de bons exemples à leurs enfans, et ils doivent se pénétrer d'un fait important; c'est que les bonnes mœurs contribuent puissamment, non seulement au bonheur de la famille; mais encore à celui de tout le corps social.

S'il ressort des détails dans lesquels je viens d'entrer que certaines fautes ou abus portent une atteinte fâcheuse, soit au physique, soit au moral de l'enfant du paysan, d'un autre côté, je ferai remarquer que le jeune villageois, à partir de l'âge de six à sept ans, suit des coutumes tout-à-fait en rapport avec les vues de la nature, et jouit d'une liberté morale et physique qui contribue d'une manière énergique à lui procurer de la vigueur et de la santé. Effectivement, lorsque les forces de l'enfant du laboureur lui permettent de résister aux injures du temps, légèrement vêtu, nu-tête, nu-pieds, cet enfant s'expose à toutes les rigueurs des saisons; il s'endurcit, et rarement il est incommodé. Il grandit; de quelque sexe qu'il soit, on commence à lui confier des occupations peu pénibles; celles de pasteur de préférence. Quelquefois il va à l'école, où jamais il ne fatigue son esprit. Toujours joyeux, frappé par la lumière et respirant le grand air, il partage les jeux et les plaisirs de ses camarades. C'est ainsi, après la première enfance, que, sans gêne et sans contrainte, se développent les facultés physiques et morales du jeune villageois. Trop heureux, si des circonstances si favorables pour sa santé étaient accompagnées d'une bonne nourriture, de la propreté du corps et de la salubrité des habitations, choses dont il manque si souvent dans toutes les périodes de son existence.

Avant d'aller plus loin, en finissant de m'occuper de l'éducation du jeune paysan, que je dise que s'il devient robuste parce qu'il n'a, pour ainsi dire, que l'instinct pour guide; d'une autre part, à l'âge de 12 ou 14 ans, son instruction ne devrait pas se borner à savoir seulement lire, écrire et compter; il faudrait, après cette première éducation, que le jeune laboureur en eût une autre uniquement agricole. L'instituteur rural devrait lui enseigner les élémens de l'agronomie, de l'hygiène vétérinaire et de l'horticulture. Une fois que les jeunes laboureurs auraient acquis quelques connaissances sur ces arts importans, il est probable qu'ils sortiraient peu à peu de l'ornière de la routine, où ses pères croupissent malheureusement depuis si long-temps.

Maintenant, occupons-nous de l'enfant de la cité, qui diffère de tant de manières du jeune laboureur. Rarement cet enfant est allaité par celle qui lui donne le jour; il est néanmoins quelques femmes qui obéissent au vœu de la nature. Mais le lait n'est-il pas souvent altéré par l'état physique et moral de la mère? Car il ne faut pas se dissimuler que nos dames, en général, sont très-délicates et très-nerveuses. Et le nourrisson placé dans des cabinets resserrés, entouré de rideaux bien fermés, et peut-être quelquefois accablé de trop de soins minutieux, inspirés par la tendresse, et souvent aussi par le luxe, ne se ressent-il pas de ces soins intempestifs. L'expérience répond affirmativement. Mais supposons pour le plus favorable, qu'on ôte à cette petite créature le sein de sa mère. Une paysanne qu'on retire chez soi nourrira cet enfant. Croit-on qu'une femme qui quitte le lieu qui l'a vu naître, qui n'a plus les mêmes habitudes, ni la même liberté, ni les mêmes alimens, pour si bien soignée qu'elle soit, n'éprouve pas du chagrin en étant éloignée de sa demeure et de ce qu'elle a de plus cher? Assurément, c'est ce qui arrive le plus souvent, et, par conséquent, le lait de cette femme est plus ou moins altéré. Supposons encore qu'on envoie l'enfant dans une commune rurale. Tout en admettant que la nourrice s'y attache et qu'elle le soigne parfaitement, quelle est la position du pauvre petit garçon lorsqu'il revient sous le toit paternel, après une absence de deux ou trois ans? Il ne connaît pas les auteurs de ses jours; il éprouve même un violent chagrin d'être séparé de sa seconde mère, et l'on conçoit que, dans ce cas, la santé de ce petit être est plus ou moins compromise. C'est pourtant dans cet état qu'il doit prendre les habitudes de la ville. Là, il devient casanier; il est choyé de toutes les manières, et sa nourriture est changée complètement. Cet enfant devient sensible, impressionnable, le moindre coup d'air l'enrhume. Il se développe autant que ces circonstances malencontreuses peuvent le lui permettre. Les parens qui tiennent à cultiver l'esprit avant tout l'envoient à un âge peu avancé à l'école. Dans ce lieu de silence, il passe une partie de la journée à l'ombre, sur les bancs. Quelquefois il s'y déforme, et son tempérament devient nerveux ou lymphatique.

En avançant dans la convalescence, il n'a pas, comme on le dit, un moment pour respirer. On exige de lui de fortes études. On enfle considérablement le programme. Les membres de l'écolier sommeillent, tandis que le cerveau est surchargé de travail. Cet organe est surexcité. Le système nerveux prédomine sur le musculaire. De là un affaiblissement notable des forces physiques. De là, aussi, la source d'une infinité de maladies nerveuses qui se présentent sous maintes formes différentes, et qui, pour le traitement, déroutent souvent même le médecin le plus expérimenté.

Un de nos écrivains modernes, frappé sans doute des mauvais résultats de cette vie sédentaire et presque toute intellectuelle, dans un âge encore peu avancé, a dit : « On veut avoir trop tôt des savans, on n'aura » pas des hommes. »

Je ne dirai que deux mots sur l'éducation physique de jeunes demoiselles. Surveillées avec sévérité, elles sont condamnées, pour ainsi dire, à agir et à parler dans un état de gêne et de contrainte, et à vivre, pour ainsi parler, dans l'ombre. (Cette position, on le conçoit, ne s'accorde guère avec les penchans du jeune âge.) Les exercices corporels qu'on leur permet sont de peu d'importance. Quand elles sont arrivées dans l'adolescence, elles sont dans un état de réclusion et d'apprêt. Pour qu'elles paraissent avantageusement dans le monde, et dans le but d'obtenir une prétendue perfection dans leur taille, on serre leur poitrine, non avec un corset, comme autrefois, mais avec une gaîne qui presse aussi fortement tout le ventre. Quels sont les dangers qui résultent d'encaisser ainsi, dans un espèce d'étui, la moitié du corps de ces pauvres créatures? La colonne vertébrale est tiraillée à contre sens; les côtes sont enfoncées; les solides du ventre sont comprimés avec force, et les fluides ralentis ou empêchés dans leur circulation. De là, lorsque les demoiselles sont jeunes, la poitrine gênée dans son développement et l'ossification contrariée. De là, aussi, dans tous les âges, des digestions pénibles et incomplètes, des congestions des viscères abdominaux; et puis, on obtient des formes que la nature ne peut avouer; et ce qui est bien plus déplorable, on s'est procuré volontairement une source de maladies des poumons et du cœur; d'affections graves des principaux organes contenus dans la capacité abdominale, et bien d'autres maladies qui se rapportent à la maternité.

En présence de tant de dangers auxquels la femme s'expose d'une manière si aveugle, la mode peut-elle être une excuse?

Je n'entrerai pas dans des détails sur l'éducation morale de jeunes personnes du sexe féminin; je dirai seulement que les parens, en général, croient, mal à propos ce me semble, qu'elles ne sont jamais assez versées dans les sciences et les arts d'agrément. Je pense, au contraire, que sur ces matières là la plupart de nos demoiselles en savent trop, et qu'une instruction plus étendue, relativement aux soins qu'exige un ménage, leur serait à l'avenir plus profitable. En effet, si elles ne sont pas riches, elles doivent travailler; si elles le sont, il est de leur intérêt qu'elles gouvernent. Or, pour bien gouverner, il faut être instruit.

Après avoir rapidement exposé la position où se trouve l'enfant du citadin sous le rapport de son éducation physique et morale, indiquons les moyens qui sont propres à l'améliorer.

Tous les physiologistes préfèrent l'allaitement maternel à tous les autres moyens de nourrir les enfans. Sur ce point, il faut rendre justice à nos dames, même les plus opulentes; depuis plusieurs années, nous avons reconnu qu'elles tendaient à remplir ce devoir sacré. Souvent des empêchemens impérieux s'y opposent; dans ce cas, quoique la cité soit favorisée sous le rapport de la salubrité, néanmoins, l'enfant trouvera plus d'avantages à être nourri à la campagne; il y sera sous l'influence bienfaisante d'un air plus vif et plus pur. Les côteaux voisins bien aérés doivent avoir la préférence sur les plaines, surtout sur les lieux bas, et humides. L'habitation sera salubre et la famille qui y demeurera devra être dans l'aisance.

Comme personne n'ignore qu'un enfant dépérit lorsqu'il est mal soigné ou qu'il tête du mauvais lait, et plus tard que sa constitution en supporte souvent les atteintes, il importe alors d'être difficile sur les qualités que doivent présenter les nourrices. Une femme qui se propose de remplir cette fonction sera âgée de 20 à 30 ans au plus (la jeunesse de nos paysannes passe vite). Cette femme sera saine; elle aura de belles dents, ou du moins les gencives en bon état; car ici presque toutes les femmes ne conservent pas long-temps leurs dents, quoique d'ailleurs elles jouissent d'une bonne santé. Les accoucheurs donnent la préférence aux brunes plutôt qu'aux blondes. Ils prétendent qu'elles fournissent un lait plus abondant et plus nutritif. Cela peut-être vrai; cependant j'en doute, car je me permettrai de dire que j'ai vu autant de blondes nourrir aussi parfaitement des enfans que de brunes. Le lait, disent encore les accoucheurs, ne doit pas être vieux, il faut qu'il soit en rapport avec l'âge de l'enfant. Quoiqu'on en ait dit, une différence de cinq à six mois, ou même au-delà ne peut porter un grand préjudice au nourrisson; l'expérience le prouve tous les jours. Ce liquide doit être légèrement sucré, sans odeur, d'une teinte opaline ou bleuâtre, et susceptible de se maintenir en goutelettes sur les corps polis; il doit aussi être assez abondant.

La nourrice qu'on choisira aura de bonnes mœurs. Elle sera propre, intelligente; son caractère sera doux; sa tête bien ordonnée; elle sera au surplus active, adroite, compatissante, et ce serait un bonheur qu'elle possédât le talent de bien soigner les enfans.

Mais qu'on ne croie pas qu'il suffise qu'une nourrice réunisse la plupart des qualités dont je viens de parler, pour qu'elle mérite qu'on lui accorde une entière confiance; la prudence exige encore qu'on exerce sur elle une surveillance continuelle; car il ne faut pas se dissimuler qu'une femme qui donne des soins mercenaires ne peut, dans aucun cas, remplacer la sollicitude, la tendresse d'une mère.

En supposant qu'on retire une nourrice chez soi, alors, on le conçoit, on peut la surveiller plus immédiatement. Mais il est, dans ce cas, des précautions à prendre; il faut que la nourriture qu'on lui donnera soit analogue à celle dont elle usait habituellement, toutefois on la rendra plus substantielle. Il faut en outre à cette femme un exercice modéré, le calme de l'âme et tout ce qui peut assurer la régularité dans l'exercice des fonctions. Si malgré toutes ces précautions l'enfant dépérit, quoique cet état ne dépende pas des maladies évidentes et étrangères à l'allaitement dans cette position critique, la nourrice doit être promptement changée.

Maintenant, une question se présente : Combien de temps faut-il que l'enfant du citadin séjourne à la campagne? D'après mes propres observations, il me semble que pour fortifier sa constitution, cinq ou six ans au moins lui seraient nécessaires. Pendant ce laps de temps on devrait mener souvent cet enfant en ville; l'habituer aux caresses de ses parens; ne pas le perdre de vue, soit pour ce qui regarde les vêtemens, soit pour ce qui concerne la propreté et la nourriture. Il est inutile de dire que si les parens se fixaient pendant ce laps de temps à la campagne, l'enfant recevrait des soins plus assidus et plus convenables.

Lorsque cet enfant aura joui d'une large liberté, qu'il aura été frappé par la lumière solaire et qu'il aura respiré un air vif et bienfaisant, il sera robuste. Alors, on le retirera définitivement chez soi, en lui permettant de visiter de temps en temps ses parens adoptifs, sans lui permettre toutefois de faire chez eux un long séjour. Enfin, cet enfant sera rendu à jamais, petit à petit, aux auteurs de ses jours.

Quoique fixé dans la cité, ce jeune garçon doit jouir de quelque liberté et se livrer à des exercices corporels. Il lui faut des habits qui ne le gênent pas et qui le garantissent du froid pendant la rigueur de l'hiver; cependant on fera attention qu'il ne soit pas trop couvert; car il vaut mieux qu'il ait un peu froid que trop chaud. Sa nourriture consistera en laitage, non pas trop, parce que le lait énerve, légumes, fruits, bons potages, de la viande fraîche rotie ou grillée; mais ce dernier aliment ne doit pas être donné en grande quantité. S'il éprouve une répugnance prononcée pour certaines substances, il est inutile de chercher à les vaincre, parce qu'elle cesse le plus souvent d'elle-même. Enfin, le jeune garçon mangera quand il aura faim; sur cet article là, il ne doit pas être soumis à des règles. Il est vrai qu'il y a des enfans voraces qui mangeraient continuellement ; mais alors on les surveille et on ne leur donne des alimens que lorsqu'ils ont eu le temps de digérer ceux qu'ils ont déjà pris.

L'eau pure ou coupée avec du vin doit être la boisson du jeune garçon. L'abus des sucreries est préjudiciable à sa santé. Il faut lui interdire l'usage du café, du thé, du chocolat, des liqueurs alcooliques et même du vin pur.

L'histoire rapporte qu'Henri d'Albret après avoir reçu dans ses bras son fils naissant, lui frotta les lèvres avec de l'ail et lui mit du vieux vin de Jurançon dans la bouche. Si c'était dans le but de fortifier la constitution du jeune Henri, ce père peu clairvoyant se trompait. Car ce jeune Prince fut chétif, malingre jusqu'à l'âge de trois ou quatre ans. Ce ne fut que l'éducation physique, véritablement agreste, qu'il reçut au château de Coarraze, qui contribua puissamment à le rendre robuste. Là, en toute liberté, se mêlant aux exercices et aux amusemens des gamins du village, nu-tête, et, à ce qu'on dit, assez mal chaussé, il bravait les intempéries du temps et grimpait sur les arbres pour dénicher les oiseaux. Mais quoique le jeune Prince portât sur son corps les marques apparentes de quelques égratignures, il se croyait heureux d'avoir si agréablement passé la journée. A la nuit tombante, par un chemin abrupte, il gagnait gaîment son manoir, où l'attendaient les plaisirs de la veillée.

N'ayant que la nature pour guide, c'est ainsi que

notre bon Henri devint fort, courageux et d'une adresse si remarquable, qu'à l'âge de douze ans, il disputa le prix de l'arc à Charles IX. L'histoire ajoute même que le Prince du Béarn se montra supérieur au Roi. Cette éducation libre, populaire et essentiellement gymnastique n'eut-elle pas une influence particulière sur le moral du meilleur de nos rois? C'est probable; car Platon a dit, il y a près de 22 siècles: « La gymnastique donne au corps de la souplesse et » imprime à l'esprit une activité qui ne peut dépen- » dre que du sentiment intérieur d'une santé vi- » goureuse. »

Je me renferme plus étroitement dans mon sujet et en me résumant, je dis que les parens ne doivent, dans aucun cas, contrarier la nature, lorsque le physique des enfans se développe normalement; si, après cette première éducation, l'enfant est vif, turbulent, étourdi même, qu'on lui passe ces petits défauts; plus tard, son moral se développera à son tour avec une énergie qu'on chercherait en vain chez des enfans tristes et pâles, victimes d'absurdes préjugés. Je dis encore que les enfans ne doivent pas être traités comme des hommes faits; qu'il faut laisser à leurs divers organes le temps de se former, tout en dirigeant et en régularisant leur action.

Une fois que le jeune garçon est arrivé au moment de posséder une constitution saine et robuste, c'est alors qu'il faut y greffer l'éducation morale, et faisons remarquer que celle-ci ne doit jamais être absolument isolée de l'éducation physique. Les facultés intellectuelles seront exercées en même-temps que le système musculaire. Mais ce doit être d'une manière insensible, et jamais on ne les fatiguera. Comme tous les enfans n'ont pas la même capacité, il est impossible alors qu'ils aillent de niveau. Ceux qui se traînent et qui d'ailleurs ont la bonne volonté d'apprendre doivent être encouragés; car les traînards éclipsent quelquefois, plus tard, ceux même qui ont mérité des couronnes. Ainsi, les petits phénomènes de collége ne doivent pas inspirer une entière confiance. Combien d'exemples ne viendraient-ils pas à l'appui de ce que j'avance? M. de Châteaubriant ne remporta qu'un accessit en huitième au collége de Dinan. M. l'abbé dé Lamennais, à ce qu'on dit, avait été renvoyé, à l'âge de 15 ans, d'un collége, comme inepte. Enfin, un de nos députés, qui occupe un rang des plus élevés dans la magistrature, ne savait pas lire à 13 ans.

Comme l'enfant est naturellement ennemi du travail, pour lui en donner le goût, il faut le lui présenter sous la forme d'amusement. Les physiologistes ne veulent pas, et ils ont raison, qu'on violente leur cerveau par des études intempestives. Il est nécessaire, cependant, que le jeune garçon s'habitue peu à peu à travailler. Car si on le négligeait tout-à-fait, plus tard il serait plus difficile à instruire; qui plus est, le temps perdu ne se retrouverait plus, et on n'ignore pas que la première éducation agit fortement sur l'homme et décide d'ordinaire du reste de sa vie.

La jeunesse, on le sait, est ardente, inexpérimentée, il importe de mettre un frein à ses passions ; c'est au moyen de la religion et de la morale qu'on y parviendra. Que de fois n'a-t-on pas vu des jeunes gens égarés, revenir à des sentimens religieux et moraux qu'ils n'auraient jamais dû abandonner ; tandis que d'autres ayant toujours croupi dans l'immoralité, courant de plaisir en plaisir, sont poursuivis par les infirmités. Ceux-là jettent un voile sur leur vieillesse prématurée. Ils murmurent en silence sur leur faiblesse et leurs souffrances ; et puis, ils meurent.... sans espérance ! Triste fin.

Ce qui corrompt le plus, de nos jours, les jeunes garçons, d'abord, c'est le luxe et toutes ses exigences ; ensuite, c'est le contact qu'ils ont avec des individus à habitudes sensuelles, et surtout ce sont les mauvais livres ; n'écoutant plus la voix de la morale, c'est ainsi que les jeunes gens se perdent. Et combien n'en voyons-nous pas qui, malheureusement, s'inquiètent peu d'être la cause de la désolation de leurs parens, et qui se moquent de la morale et de la considération publique, pourvu qu'ils se satisfassent ! Si de tels individus ne sont pas nuisibles à la société, on conviendra du moins qu'ils lui sont bien inutiles.

Maintenant, que des esprits ombrageux disent que je parle comme un prédicateur? Je ne m'en défends pas ; car je suis dans l'intime conviction que la religion et la morale se lient étroitement à l'hygiène, et que le calme de l'âme influe, non seulement sur la santé du corps, mais encore sur celle de l'esprit. Si quelques physiologistes avaient respecté cette vérité, il est certain qu'ils n'auraient pas contribué, comme ils l'ont fait, au malheur de leurs semblables.

Disons, en terminant, qu'un devoir sacré pour les parens est celui de s'occuper sérieusement à procurer à leurs enfans une instruction étendue, profonde s'il se peut, et toujours basée sur de bons principes. D'un autre côté, un jeune homme doit être actif, laborieux. A notre époque, tout le monde le sait, celui qui a reçu une bonne éducation, fut-il d'origine plébéïenne, est admis dans toutes les sociétés; c'est qu'aux yeux des gens qui jugent sainement les choses, l'instruction est un privilège, un niveau; et avec un tel titre un jeune homme peut prétendre à la fortune, aux honneurs, et s'élever même bien haut. De nos jours, M. Leverrier, dans un âge peu avancé, par une profonde étude d'une science exacte, a découvert une planète. Eh bien! son nom en même-temps a été inscrit au firmament et passe avec éclat à la postérité.

Je me résume en deux mots, une constitution saine et robuste, et une bonne éducation étayée par des principes moraux et religieux forment un des plus beaux héritages que le père puisse transmettre à son enfant.

CHAPITRE VIII.

Quelques conseils détachés d'hygiène adressés aux Adultes.

—

POUR conserver sa santé, ou pour la rétablir lorsqu'il ne la possède plus, l'homme parvenu à l'âge adulte doit s'attacher à connaître, pendant le reste de sa vie, tout ce qui peut lui nuire, et être assez raisonnable pour l'éviter. Afin de parvenir à ce but, il faut qu'il acquière des connaissances sur l'hygiène. Une fois initié dans ses préceptes, il doit les mettre en pratique selon les exigences de sa constitution, du climat et de la localité qu'il habite et des circonstances dans lesquelles il se trouve. Il faut aussi qu'il connaisse la manière d'user des modificateurs extérieurs et intérieurs, et que son intelligence lui vienne en aide pour le guider, soit dans ses besoins, soit dans ses plaisirs.

Celui qui est doué d'une bonne et forte constitution a sans doute en son pouvoir un privilège qu'il ne saurait trop apprécier. Il peut tout à son aise jouir des douceurs de la vie, et les plaisirs pour lui sont souvent sans amertume. Mais s'il fait litière de sa santé, comme on le dit vulgairement, qu'il y prenne garde? Parce qu'il n'a été jamais indisposé, ou qu'il ne l'a été que rarement, ce n'est pas un garant suffisant pour qu'il se croie autorisé à transgresser hardiment les lois de l'hygiène? Que d'individus, en effet, ne voit-on pas tous les jours se livrer à toute sorte d'excès, se vanter de le faire impunément et compromettre ainsi leur santé? C'est souvent dans cette trompeuse sécurité que ces hommes qui comptent avec tant d'orgueil sur leurs forces sont frappés par de violentes maladies qui les mettent en péril, ou qui les enlèvent en peu de jours; tandis que des valétudinaires, des femmes à constitution nerveuse, débile, loin de mourir plutôt que des personnes robustes, parcourent souvent une longue carrière.

Comme le degré de résistance vitale que possède chacun est un mystère, il convient, même à celui qui jouit d'une bonne constitution, de ne s'écarter qu'avec prudence des limites de la prophylaxie.

Cependant, il ne faut pas être trop exclusif. Un individu qui se porte bien peut se permettre de temps en temps un écart modéré dans le régime. Cette petite licence n'est autre chose qu'une secousse qu'il porte à son organisme, et sa santé seulement ébranlée pour un moment, ne tarde pas à reprendre son équilibre.

Quant à l'homme à constitution délicate, et qui est sujet à être souvent malade, celui-là doit subir la loi des faibles ; il lui importe de s'imposer des privations, de vivre dans l'observance des préceptes de la prophylaxie et de suivre les conseils d'un médecin éclairé et consciencieux.

Malheureusement, parmi les gens maladifs, il y en a beaucoup qui ne peuvent être gouvernés ; ceux-là deviennent souvent la proie du charlatanisme. Qu'on se rappelle que le remède Leroy avait de nombreux partisans, il n'y a que peu d'années, quoique des exemples funestes et fréquemment renouvelés n'eussent pas dû les encourager. Qu'on fasse attention que la méthode Raspail, enfant de l'illusion, fait fureur en ce moment ; que le magnétisme animal, remède élastique pour ceux qui le prônent, et insaisissable pour ceux qui veulent l'étudier sérieusement, lève de temps en temps la tête ; que l'homœopathie prend un vol audacieux. (Soit dit en passant, cette méthode, ou rève d'origine Allemande, n'est autre chose, par bonheur, que la médecine expectante des anciens). Qu'on réfléchisse aussi aux remèdes secrets ou brévetés, administrés à tant d'individus, à tort et à travers ; qu'on se rappelle, enfin, les médecins ambulans qui n'ont pas assez de mérite pour se créer une clientelle là où ils sont connus, et qui se font, pour faire presque toujours des dupes, annoncer pompeusement par la presse départementale. Infailliblement, tout homme sensé en appréciant à leur juste valeur ces écarts de l'imagination et ces abus, restera convaincu que tous ces genres de charlatanisme ne servent réellement qu'à exploiter une mine des plus riches..... la crédulité publique.

Quand est-ce qu'une bonne organisation médicale mettra un terme à de pareilles jongleries, dont la plupart, si elles ne sont pas nuisibles, ne sont tout au plus propres qu'à amuser le malade en le rançonnant.

En se pénétrant de cette vérité, que le Béarnais de nos contrées, tout aussi prompt que tant d'autres Français, à gober le nouveau, comme le merveilleux, se tienne pour averti que le charlatanisme nuit à la fois à la morale, aux lumières et à la santé.

Maintenant, indiquons à nos habitans de la campagne quels sont les moyens qu'ils doivent prendre pour se garantir de l'influence des localités insalubres.

Je dois faire remarquer à cet égard que depuis l'époque de la division des propriétés, les constructions se multiplient ici d'une manière vraiment surprenante et que nos paysans en général, soit par nécessité, soit par ignorance, élèvent le plus souvent leurs habitations dans des lieux éminemment insalubres. Or ces lieux, insensiblement et à la longue, minent presque toujours la santé des individus qui y établissent leurs demeures, comme je l'ai déjà dit dans un autre article; il convient donc, alors, d'éclairer ces bonnes gens sur ce point important.

Celui qui doit construire son habitation, choisira un terrain sec, élevé et éloigné de toute cause d'insalubrité; il se mettra à l'abri du vent d'ouest; mais néanmoins l'air circulera librement dans ce lieu; il n'y aura pas d'obstacle pour empêcher les rayons solaires d'y pénétrer, et il est essentiel surtout qu'il y ait de bonnes eaux. Car l'eau est la boisson la plus commune et la plus salutaire. L'homme ne saurait s'en passer; elle lui est même plus nécessaire en quelque sorte que les alimens solides.

Pour être bue, l'eau de source aura la préférence sur toute autre. Il sera urgent de mieux entretenir les fontaines qu'on ne le fait généralement. Les eaux pluviales ne doivent pas y entrer. Ces fontaines seront couvertes, et on empêchera que des feuilles d'arbres, ou d'autres substances étrangères n'y pénètrent.

Dans des localités où l'eau de source manque, on fera usage pour boisson d'eau de puits. Mais les puits seront mieux construits et mieux soignés que la plupart de ceux qui existent. Ils seront curés toutes les années; et on empêchera par tous les moyens possibles que des animaux ne s'y précipitent et n'altèrent les qualités de l'eau en s'y putréfiant. On devrait veiller aussi à ce que la poussière n'y tombât point; et enfin, prendre toute espèce de précaution pour que l'eau conservât sa pureté naturelle.

Je ne parlerai pas des citernes, ni d'autres réservoirs d'eau de pluie. On les connaît très-peu ici. Cependant, si des eaux, ainsi conservées, n'étaient pas utiles pour boisson, elles pourraient du moins être souvent nécessaires pour d'autres usages et particulièrement en cas d'incendie.

L'eau de rivière ou de ruisseau qui prend sa source dans des marais est mauvaise; on ne doit pas en boire. Les cloaques, les mares contiennent souvent de l'eau bourbeuse et presque toujours pourrie; dans cet état, elle est cependant utilisée pendant une partie de l'année pour les besoins du ménage. Cette eau, éminemment malsaine, produit les effets les plus fâcheux sur l'organisme. C'est en dire assez pour qu'on s'abstienne de l'employer.

Dans plusieurs localités de cet arrondissement, il y a des paysans qui boivent de l'eau trouble, terreuse, pendant au moins les trois-quarts de l'année. Si ces individus ne peuvent se procurer de l'eau de fontaine, ou de puits qui soit pure, ils devraient du moins filtrer celle dont ils font habituellement usage. Car on doit se pénétrer d'un fait, c'est que pour se bien porter, il n'existe pas de modificateur intérieur plus précieux que la bonne eau.

Si l'habitant de la campagne était plus prévoyant qu'il ne l'est ordinairement, il éviterait beaucoup de malheurs. Entre autres choses qu'il devrait faire, concernant les précautions à prendre pour l'avenir, ce serait de combler les trous de marnière et d'autres excavations profondes où de l'eau croupit, soit que ces endroits dangereux se trouvassent près de leurs maisons, soit qu'ils fussent à certaine distance. Il ne s'écoule pas d'année que quelque individu n'y périsse par submersion.

Ensuite, je signalerai un autre genre d'accident qui est très-commun dans nos campagnes; des enfans en bas-âge sont quelquefois abandonnés seuls près d'un foyer; malheureusement trop souvent ils y meurent brûlés, calcinés. Ici, et dans quelques cantons limitrophes, en 18 mois, j'en ai compté quatorze qui ont ainsi perdu la vie. Si par nécessité on doit laisser seules ces petites créatures sans discernement, la prudence exige qu'on mette une barrière solide entre elles et le brasier.

Disons encore que les accidens occasionnés par des échaffaudages mal dressés, peu solides; par des chiens enragés; des champignons vénéneux et du vert de gris provenant de vaisseaux de cuivre mal étamés, sont si fréquents, ici, que je m'étonne qu'on ne prenne pas des mesures suffisantes pour les éviter.

J'ai fait connaître dans un autre paragraphe quels étaient les moyens à employer pour rendre intérieurement et extérieurement un logement propre; je ne cesserai, pour ce qui regarde cet objet, de recommander à certains villageois de se dépouiller de leurs anciennes habitudes; car il est incontestable que la propreté plaît en général à tous les gens civilisés et qu'elle contribue puissamment à procurer la santé et la vigueur. Pourquoi nos voisins, les Basques, sont-ils si agiles et si robustes? D'abord, c'est parce qu'ils font usage d'une nourriture excitante et qu'ils s'exercent dans des momens de loisir à jouer à la paume, jeu pour lequel ils sont passionnés; ensuite, c'est particulièrement à cause d'une propreté des plus recherchées. Dans ce pays-là, les chaumières sont aussi propres que des palais.

Si dans certaines localités, nos paysans devraient s'occuper sérieusement de la propreté de leurs habitations, d'un autre côté, il leur importerait aussi de prendre plus de soin qu'ils ne font de celle du corps. Pour y parvenir, que d'usages dégoûtans ne devraient-ils pas faire disparaître? Qui croirait que, dans quelques communes rurales, la plupart des gens mangent la soupe et d'autres mets liquides avec les doigts, qu'ils oublient le plus souvent de laver?

Dans quelques contrées, nos paysans ne se baignent jamais, à moins qu'ils n'y soient obligés pour cause de maladie; cependant, outre qu'ils nétoieraient leurs corps et qu'ils se délasseraient de leurs fatigues par l'usage des bains, ils rendraient encore aux muscles de la souplesse et à la peau de la perméabilité. Pendant l'été, les jeunes gens devraient se baigner à la rivière, et dans toutes les saisons, il faudrait que les individus de tout âge prissent de temps en temps des bains domestiques.

Les gens de la campagne qui travaillent aux champs par un temps de pluie, gardent presque toujours leurs habits mouillés sur le corps; cette imprudence occasionne souvent des maladies. Quoique le laboureur soit endurci, il doit se garder de prendre, pendant toute une journée, un bain d'eau froide.

Une autre cause de maladie à laquelle beaucoup

de gens ne font pas peut-être attention, c'est de mettre une chemise froide et humide quand on a le corps chaud, ou même lorsque la chemise sort de se chauffer aux rayons du soleil. Dans les deux cas, le linge qu'on applique sur le corps doit être rendu chaud par le feu. Cette observation, quoique insignifiante en apparence, d'après moi, mérite pourtant qu'on se la rappelle dans l'occasion.

Depuis que la mode des bretelles s'est introduite chez nos villageois, j'ai cru m'apercevoir que les hernies étaient plus communes. Nos paysans feraient bien de reprendre les ceintures en soie ou en laine qu'ils n'auraient jamais dû abandonner. En les passant sur les hanches et sur l'abdomen, elles exerceraient une pression favorable sur ces parties, et il en résulterait que les gens qui se livrent à de rudes travaux seraient plus agiles, plus forts, et que les accidens dont j'ai parlé, n'auraient lieu que rarement.

J'ai encore remarqué que les vieillards qui ont toujours porté des guêtres boutonnées jusqu'au-dessus du genou n'ont pas de varices aux jambes.

A la fin de l'automne, lorsque la neige commence à couvrir nos montagnes; pendant l'hiver, lorsqu'il dégèle, et jusqu'à la fin du printemps, le villageois, et surtout le citadin, doivent porter des habits chauds. Ils doivent aussi, dans toutes les saisons, s'habiller plus ou moins chaudement, selon que les variations atmosphériques le commandent.

J'ai dit quelque part que les maladies chroniques les plus communes dans cet arrondissement étaient celles de nature rhumatismale, et celles des voies aériennes et de la peau. Il semble que la providence ait placé le remède à côté du mal. Celui qui sera atteint de rhumatisme chronique trouvera, dans l'usage des Eaux-Chaudes, un moyen précieux pour rétablir sa santé. Dans cet établissement, il y a trois sources sulfureuses (Lesquirette, lou Rey et lou Clot). L'eau minérale de ces sources possède des degrès divers d'énergie ; de telle sorte que ces eaux en bains peuvent être utiles à des individus de tout âge, de tout sexe et de tout tempérament. Il n'est pas d'année que je n'envoie des rhumatisants à Chaudes, et presque tous ces malades se retirent chez eux guéris ou soulagés.

Un tailleur d'habits atteint depuis plusieurs annćes de rhumatisme ne pouvait tenir l'aiguille avec le pouce de la main droite, qui, d'ailleurs, exécutait tout autre espèce de mouvement. L'usage des eaux de la source *du Clot* en douches et en bains firent disparaître cette infirmité.

Une dame de Quimper, également atteinte de rhumatisme chronique éprouvait un spasme des petits muscles du pouce de la main droite au moment d'écrire, et la plume ne pouvait être saisie. La main exécutait d'ailleurs très-bien tous les mouvemens. Quinze jours de l'usage des eaux de la source *La Reyne* suffirent pour guérir complètement cette malade.

Je dois noter que cette affection, connue depuis une douzaine d'années sous le nom de crampe des écrivains ou des tailleurs, si l'on veut, résiste à la plupart des moyens thérapeutiques.

Les individus atteints de maladies chroniques des voies aériennes supérieures trouveront un remède des plus efficaces dans l'usage des Eaux-Bonnes. Je dois néanmoins faire observer que l'asthme sec ou humide ne guérit pas par ce moyen, et que la phthisie pulmonaire tuberculeuse s'aggrave. Si les tubercules sont à l'état de ramollissement, ou si des cavernes existent, ces eaux, alors, produisent une forte réaction dans tout l'organisme, particulièrement dans les tissus malades, et cette réaction a pour conséquence médiate, la fièvre, une inflammation intense des parties pulmonaires lésées, et cet état est ordinairement accompagné de crachement de sang.

Je sais que le Médecin expérimenté qui dirige ces Eaux ne les prescrit, dans ces cas, qu'avec beaucoup de ménagement et de prudence; mais mieux vaudrait, à mon avis, que de pareils phthisiques ne fréquentassent jamais Bonnes; car l'air vif de la montagne et l'usage de ces eaux accélèrent presque toujours le terme de leur existence.

Quant aux laryngites, aux bronchites et autres maladies chroniques des voies aériennes supérieures, pour ces affections là, Bonnes produit fréquemment des effets miraculeux.

Dernièrement, un conseiller à la cour royale fut jugé, par des personnes étrangères à l'art de guérir, phthisique au 3.e degré, en d'autres termes, agonisant; après l'usage, pendant trois mois des eaux Bonnes, ce malade fut radicalement guéri. Son affection était une bronchite chronique.

Tandis que Bonnes jouit d'une réputation Européenne, et que l'élite des étrangers y accourt, les eaux de Saint-Christau, peu connues au loin, ne sont fréquentées le plus souvent que par les gens du peuple. Cependant leurs vertus sont incontestables. Outre une source ferrugineuse que cet établissement possède, il y en a une autre qui est alcaline. Je dois faire remarquer que cette dernière a guéri, à ma connaissance, un grand nombre de maladies de la peau réputées incurables; il y a quelques années, même, qu'un ancien militaire de la commune de J.... leur dût la vie et la santé pour une dartre (eczèma) chronique, générale et des plus rebelles. Ce malade avait pris tous les remèdes pharmaceutiques que des médecins instruits avaient su lui prescrire; il avait aussi fait usage sans succès des eaux de Barèges, de Cauterets et de Bagnères-de-Luchon. Malgré tant de soins, ce malheureux était continuellement tourmenté par des cuissons et des démangeaisons insupportables; Plusieurs fois il avait été tenté de se donner la mort. Réduit au désespoir, ce pauvre malade, se décida avec peu de confiance, il est vrai, mais comme une dernière ressource, à aller à Saint-Christau. Ces eaux alcalines, prises pendant une saison, guérirent ce dartreux radicalement et sans récidive. Si le Médecin, recommandable par son instruction et d'autres qualités non moins essentielles, qui dirige cet établissement, était secondé dans ses vues d'amélioration, Saint-Christau promettrait le plus bel avenir (1).

(1) Les malades qui guérissent de certaines maladies aux Eaux minérales, doivent s'étudier à reconnaître les causes qui les avaient

J'oubliais de dire que jusqu'à présent les pellagreux y ont trouvé du soulagement. Nous apprécierons plus tard avec plus de certitude les effets que produisent ces eaux alcalines sur cette cruelle maladie. En attendant, puisque je suis encore sur le chapitre des eaux minérales et que j'ai donné quelques conseils aux malades, qu'on veuille me permettre en passant d'en adresser aussi aux Médecins-inspecteurs.

Si je ne me trompe, il me semble qu'il conviendrait que, toutes les années, ces Médecins fissent un journal qui contînt le résultat de leurs observations, où il serait tenu un compte exact des succès et des non-succès obtenus par l'usage des eaux de différentes sources qu'ils auraient employé. Ce travail enrichirait les archives locales. Ils pourraient eux-mêmes y puiser des renseignemens au besoin. En le rendant public, ce serait un guide pour les Médecins éloignés qui, éclairés par des faits, agiraient avec plus de probabilités de réussite, et épargneraient souvent aux malades des voyages toujours dispendieux, de nouvelles souffrances, et quelquefois le regret de mourir loin du lieu qui les a vu naître.

Parmi les modificateurs intérieurs, il en existe un qui est d'une haute importance pour la population rurale, c'est l'alimentation. Quand les alimens et les boissons ne manquent pas à l'homme, ni sous le rapport de la quantité, ni sous celui de la qualité, il acquiert dans son enfance de la taille, et dans tous

produites, et surtout tacher de les éviter. Car autrement, la guérison d'ordinaire n'est pas de longue durée.

les âges, il conserve de l'activité et de la force. Heureux, nos cultivateurs, si pour s'indemniser de leurs fatigues ils étaient encore bien nourris, mais malheureusement la sixième partie d'entre eux, du moins dans certaines localités, ne vivent journellement, pendant presque toute l'année, que d'alimens composés de maïs, de quelques fruits ou légumes, des œufs, et ne boivent que de l'eau. On le conçoit, cette nourriture ne peut contribuer qu'à rendre leur moral paresseux et leur physique mou. Quelques-uns, il est vrai, y ajoutent du lait; d'autres du salé (1); alors, nous convenons qu'elle est moins mauvaise. Mais ce n'est pas encore l'alimentation qui leur convient. Nos paysans devraient manger de la viande fraiche et du pain de froment ou de seigle pendant au moins deux à trois jours de la semaine. Il faudrait aussi qu'ils bussent un peu de vin à tous les repas, surtout lorsqu'ils se livrent aux pénibles travaux des champs. Par malheur, ils se gorgent, alors, d'eau froide, ayant souvent l'estomac vide.

Pour que, dans cette circonstance et même dans bien d'autres, cette eau ne soit pas jusqu'à un certain point nuisible, il ne faut pas qu'elle soit prise en trop grande quantité, ni bue à longs traits et rapidement. Dans l'un et l'autre cas, le sujet éprouve, entre autres incommodités, des coliques, des borborygmes et des flatuosités. Tout cela n'arrive pas ordinairement lors-

(1) Beaucoup de nos paysans usent de graisse et de salé vieux, rances. Ces alimens dérangent les fonctions digestives. Il faudrait les renouveler toutes les années.

qu'on ne boit qu'une petite quantité d'eau à-la-fois et qu'on ne la boit point trop vite. Du reste, si nos travailleurs, par un temps chaud, pouvaient se procurer de l'eau mélangée avec de l'eau-de-vie ou même du vinaigre, cette boisson serait pour eux une des plus salutaires.

Ce que je viens d'avancer me mène tout naturellement à dire que presque tous nos propriétaires ruraux pourraient, à peu de frais, avoir leur provision de vin. Pour cela, ils devraient convertir en vignobles quelque peu de terrain aride qu'ils livrent le plus souvent au parcours; en le faisant, voici ce qui en résulterait : d'abord, nos travailleurs seraient mieux nourris qu'ils ne le sont, et on ne doit pas ignorer que le vin, pris avec modération, soutient les forces des adultes et ranime celles des vieillards. Ensuite, par contre-coup, il est probable qu'il y aurait bien moins d'ivrognes; car il est reconnu que là où l'on cultive la vigne il y a peu de piliers de cabaret (1).

Les jours de fête ou de repos, nos cultivateurs ne devraient se permettre d'autres jeux que ceux auxquels se livraient leurs ancêtres. Ces jeux leur procureraient en même-temps, et le contentement de l'esprit et la santé du corps. Il faudrait surtout qu'ils s'éloignassent des tavernes, de ces lieux dangereux, où malheureusement trop souvent ils passent des journées entières à jouer aux cartes, à bâvarder, à blasphémer, à

(1) Je dois faire remarquer que beaucoup d'individus boivent du vin aigre. Ils ont tort. Ce vin porte atteinte à la santé; ainsi que celui qui n'a pas complètement fermenté.

s'énivrer, et une fois qu'ils ont perdu la raison, à se rosser entre eux.

De tous les vices, celui qui abaisse le plus l'homme c'est celui de l'ivrognerie. N'existera-t-il jamais des lois pour punir sévèrement celui qui, volontairement, se rend aussi abject que la brute ?

Maintenant, conseiller aux ivrognes de ne pas boire, serait perdre son temps ; se borner à leur prédire la malheureuse fin qui les attend est, je crois, tout ce qu'on peut faire raisonnablement pour eux. Ainsi, que la plupart de ces êtres ignobles, se tiennent prêts à périr, les uns d'hydropisie, de folie ou de mort subite ; d'autres atteints d'irritations chroniques d'entrailles, desséchés, tremblans, le plus souvent frappés à la suite d'une débauche par une violente inflammation gastro-cérébrale.

Il y a quelques années, trois intrépides buveurs restèrent pendant sept jours dans un bouchon ; ils n'y vidèrent pas moins d'une barrique de vin de Jurançon. Trois jours après ce mémorable exploit, ces misérables n'existaient plus ! Que l'homme est dégradé quand il se donne la mort si stupidement !

Jusqu'à présent, dans cet article, je n'ai adressé des conseils qu'aux villageois ; en terminant, occupons-nous un moment du citadin.

Tandis que les Anglais qui séjournent à Pau se livrent à des exercices actifs, notre habitant de la cité, qui ne copie ordinairement que leurs ridicules, loin de profiter de cet exemple, néglige au contraire ces moyens hygièniques ; cependant, il ne devrait pas ignorer qu'en s'exerçant, l'homme devient non seulement agile et fort, mais encore qu'il prévient les maladies et retarde les infirmités de la vieillesse.

Anciennement, les Béarnais de toutes les classes pratiquaient l'équitation, la chasse, la danse le jeu des quilles, de la paume, de la balle, l'escrime, etc. Aujourd'hui, nos jeunes gens ont presque abandonné tous ces exercices, et peut-être est-ce là une des causes, comme on le prétend, que la génération actuelle n'est pas aussi robuste que celle d'autrefois.

L'adulte qui, par goût ou qui par l'effet de sa profession est sédentaire, doit tous les jours consacrer quelques heures à des exercices. Il se délassera ainsi de ses occupations et détruira les dangereux effets des méditations trop prolongées et trop soutenues. Les femmes se garantiront aussi des affections spasmodiques qui font leur tourment, et le vieillard lui-même en retirera de grands avantages; car il ranimera l'énergie défaillante de ses organes.

L'exercice pris dans un air pur et à la campagne est le plus favorable à la santé. Il est d'autant plus salutaire qu'on éprouve du plaisir à s'y livrer; lorsqu'il est actif, il n'est profitable qu'à la condition qu'il est pratiqué avec modération, soit avant le repas, soit lorsque la digestion est faite. Pour certaines personnes aussi, il est un précepte qu'elles ne doivent pas enfreindre, c'est celui de ne pas varier la manière de s'exercer.

L'exercice de la voiture, si généralement pratiqué de nos jours, ne convient pas à l'adulte, à moins qu'il ne doive faire un long voyage, ou que le temps ne soit mauvais. Cette manière de s'exercer doit être réservée à des gens affaiblis par l'âge ou par des maladies.

L'équitation que nos jeunes gens négligent depuis quelques années est cependant un exercice des plus salutaires. Lorsque Napoléon se sentait indisposé, il faisait rapidement une course de sept à huit lieues, et sa santé était bientôt rétablie.

Notre habitant de la cité ne chasse que rarement, ou ne le fait pas du tout. Cette manière de s'exercer est pourtant, d'après les hygiènistes, une de celles qui convient le mieux à l'homme ; car elle agit sur lui en tenant en éveil les organes des sensations, ainsi que celui de l'intelligence, en même-temps que les muscles agissent avec plus ou moins de force. Une précaution que le chasseur devrait toujours prendre lorsqu'il rentre chez lui suant, ce serait celle de boire d'abord un verre de vin, puis changer de linge, et ensuite exposer le dos au feu pendant un quart d'heure. Les travaux du jardinage, la culture des fleurs constituent des occupations gymnastiques agréables et peu fatigantes ; elles doivent être choisies de préférence à toutes autres par des individus qui ont des goûts simples.

Quant aux autres exercices, dont il a été question plus haut, ils ne peuvent, chacun à sa manière, qu'être très-avantageux à notre citadin. Mais, je dois le dire, il est déplorable qu'il redoute la fatigue et qu'il vive dans un état de mollesse qui ne peut que lui être pernicieux. Jules César était cacochyme dans son adolescence, le gymnase lui procura la santé et le rendit robuste.

J'ai avancé ailleurs que, par des moyens hygièniques, on pouvait guérir certaines maladies et en prévenir d'autres; je parts de ce principe, et je conseille aux parens citadins, lorsqu'ils s'apercevront qu'un enfant est scrophuleux, au lieu de le faire droguer chez eux, de prendre le parti de l'envoyer à la campagne. Là, le malade habitera une maison située sur un coteau, bien exposée et en un mot salubre sous tous les rapports. Une bonne nourriture, l'exercice au dehors, et l'air pur qu'il y respirera contribueront puissamment à changer en bien son organisation.

Comme dans la totalité des cas, tous les remèdes vantés chaque jour pour guérir l'affection tuberculeuse à sa dernière période sont impuissans, il conviendrait donc alors de s'adresser à l'hygiène pour prévenir le développement de cette cruelle maladie? Cette science offrirait encore des ressources qui, si elles étaient bien dirigées, pourraient suspendre la marche d'un grand nombre d'affections; et il est probable même que le cadre des maladies héréditaires serait bien retréci si l'on plaçait les enfans nés de parens malsains dans des circonstances favorables. Je dirai à ce sujet, que j'ai vu des enfans, issus de père et mère goîtreux qui, devenus hommes faits, n'avaient pas la moindre trace de goître, et cela, c'était parce qu'on leur avait fait habiter des localités éloignées du lieu qui les avaient vu naître. En rapportant les maladies héréditaires à leur cause première, on a le grand tort, ce me semble, de méconnaître les causes secondaires sans lesquelles elles ne se seraient peut-être jamais développées.

Puisqu'il est prouvé qu'une épidémie de variole enlève au moins un individu sur cinq qui en sont atteints, il serait de la dernière urgence de prévenir cette cruelle maladie. Pour y parvenir, le moyen est pour ainsi dire infaillible. Il ne s'agit que de faire, toutes les années, des vaccinations complètes et bien surveillées. Pour arriver à ce résultat, il faudrait d'abord que les parens présentassent régulièrement leurs enfans aux commissaires-vaccinateurs ; ensuite, pour que ceux-ci fissent bien leur devoir, ils devraient être encouragés, et il y aurait justice à ce qu'ils fussent récompensés en raison de leurs travaux. Puisque les autorités supérieures favorisent avec tant d'ardeur les intérêts matériels des populations, pourquoi ne s'occupent-elles qu'avec tiédeur de ceux d'où dépend la vie de leurs semblables ? (1)

(1) Voici quelques observations sur la vaccine qui émanent de ma pratique : 1.° Toutes les fois qu'un foyer d'infection variolique devient intense, la maladie ne respecte ni variolé ni vacciné ; 2.° Celui qui vient d'être vacciné ou qui vient d'éprouver la variole, peut pendant 8 à 10 ans être à l'abri des atteintes de la petite vérole ; 3.° Après ce terme, surtout lorsqu'une épidémie sévit avec violence, il faut avoir recours à l'isolement et aux revaccinations ; 4.° C'est en prenant de pareilles mesures que depuis 1817 jusqu'à ce jour, j'ai garanti mon canton d'épidémie variolique, quoiqu'en 1819, 1828, 1836, 1847 et 1848 différentes épidémies aient fait de très grands ravages dans des cantons limitrophes ; 5.° Les individus variolés ou vaccinés, revaccinés, le quart au moins, après dix ans de la variole ou de la vaccination, ont présenté des pustules

Si le citadin multiplie ses jouissances plus que le villageois, il a aussi plus de maux à redouter que celui-ci. En conséquence, pour conserver sa santé, comme il est très-impressionnable, il lui importe de prendre des précautions. Il doit, entre autres choses, éviter les coups d'air, l'humidité et le froid aux pieds; il doit porter des gilets et des caleçons de flanelle; il ne faut pas qu'il reste trop long-temps sur des siéges ou des lits mous. Il doit être tempérant, éviter les commodités et les dangers du luxe, et il faut, surtout, qu'il comprenne que les plaisirs goûtés sans modération dans la première jeunesse et que les passions déréglées chez l'adulte procurent presque toujours une vieillesse prématurée, des infirmités et des regrets amers qui poursuivent jusqu'à la tombe.

J'ai dit quelque part que je parlerai du tabac; je tiens parole.

Lorsque son usage fut répandu chez tous les peuples civilisés, il fut défendu sévèrement, soit que cette plante fut prisée ou fumée. L'histoire rapporte même qu'Urbain VIII lança une bulle par laquelle il excommuniait tous ceux qui prenaient du tabac dans

modifiées, et quelques-uns des boutons caractéristiques, dont le virus a reproduit des pustules de bonne nature; 6.° Tous les individus que j'ai revaccinés avec soin ne s'étant approchés des varioleux qu'après 4 ou 5 jours de l'insertion du virus, n'ont pas contracté de variole; 7.° Par un temps très chaud ou très froid, on devrait s'abstenir, ici, de vacciner par la raison que les pustules laissent après la période de suppuration des ulcères qui persistent long-temps; 8.° En transmettant le vaccin d'individu sain et fort à individu également bien constitué, ce virus conserve autant d'énergie qu'on doit en désirer.

les églises ; qu'Amurat, empereur des turcs, le grand-duc de Moscovie et le roi de Perse en défendirent l'usage aux fumeurs, sous peine de perdre la vie, et aux priseurs, d'avoir le nez coupé.

Mais malgré toute espèce de défense, l'usage du tabac est devenu pour ainsi dire général. Les sommes que le riche dépense en cigares de première qualité sont souvent considérables, et par fois, il faut au pauvre, pour cette superfluité, le cinquième ou le sixième du prix de sa journée.

Puisqu'on a défendu avec tant de sévérité d'user de cette plante, et que, d'un autre côté, l'usage s'est non seulement maintenu, mais encore considérablement étendu, on peut tout naturellement, alors, se demander quels sont les inconvénients et les avantages qui y sont attachés? Examinons-les avec impartialité.

Autrefois, c'est-à-dire quelques années après 1560, les adversaires du tabac disaient sérieusement, sans doute pour effrayer, que des Médecins avaient trouvé sur des cadavres de fumeurs la trachée artère noire comme une cheminée et les poumons calcinés, et à l'ouverture du crâne des priseurs on avait été surpris de rencontrer le cerveau racorni et réduit à l'état de grumeau.

De nos jours, l'exagération ne va pas si loin, on se borne à dire, et je pense que c'est avec vérité, que l'habitude de fumer ou de priser une fois contractée, surtout si elle datait de quelque temps, devenait un besoin des plus vifs, des plus impérieux ;

qu'elle occasionnait des maux de tête, et qu'elle laissait dans une sorte d'inanition et de syncope ceux qui ne pouvaient la satisfaire. Qu'au surplus le tabac fumé, prisé ou chiqué hébête, affaiblit et rend sale et puant celui qui en fait usage.

Les partisans de cette plante disent au contraire que l'habitude d'en user est vicieuse, il est vrai, mais de combien d'autres besoins factices ne peut-on pas en dire autant? Qu'on considère que, dans certains pays on mâche du bétel, dans d'autres on fume de l'opium, dans plusieurs enfin on s'énivre avec des liqueurs alcooliques, et qu'on veuille réfléchir que l'usage du tabac est bien plus innocent que ceux-là. Que, d'ailleurs, restreint dans de justes bornes, il n'est pas aussi nuisible qu'on l'a prétendu. Ils ajoutent encore, que cette plante exerce une impression vive et forte sur la muqueuse nazale ou buccale, susceptible d'être renouvelée fréquemment et à volonté; qu'elle a la propriété de diminuer la faim; que son secours est souvent invoqué contre l'ennui et la tristesse; que son usage n'hébête point, puisque Crébillon a fumé pendant 65 ans, autant qu'homme peut fumer, et que l'imagination de ce poète était encore brillante à 85 ans; qu'au contraire le tabac remonte les idées, et comme il est des plaisirs qu'on ne peut définir, que si quelqu'un conteste que cette plante ne procure pas des jouissances, qu'on fume ou qu'on prise, et cela pendant long-temps, et puis on verra si on ne se passera pas plutôt de pain que de renoncer à la pipe ou à la tabatière?

Les inconvénients et les avantages de l'habitude du tabac bien pesés, j'estime, quoique j'en use, que, dans aucun âge, les personnes maigres, nerveuses, qui salivent beaucoup, qui ont des maladies de la bouche ou de la gorge ne doivent pas fumer ; que celles qui ont des maladies du nez ne doivent pas priser ; et que les parens sont blâmables de laisser contracter à leurs enfans l'habitude d'user de ce végétal ; qu'ainsi donc, je la condamne, je la repousse comme étant quelquefois dangereuse et toujours inutile, dispendieuse, dégoûtante.

Je sens que je suis loin d'avoir épuisé ce sujet : que d'autres le traitent à leur tour ; la science et l'humanité ne pourront qu'y gagner.

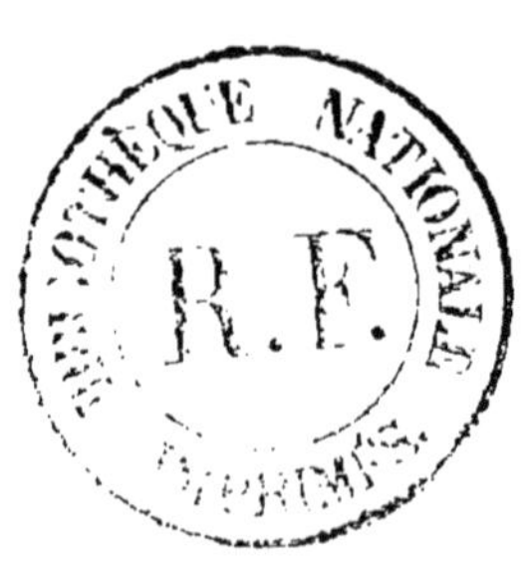

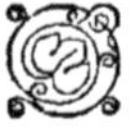

TABLE DES MATIÈRES.

Pages.

Pau, Typographie de É. Vignancour.

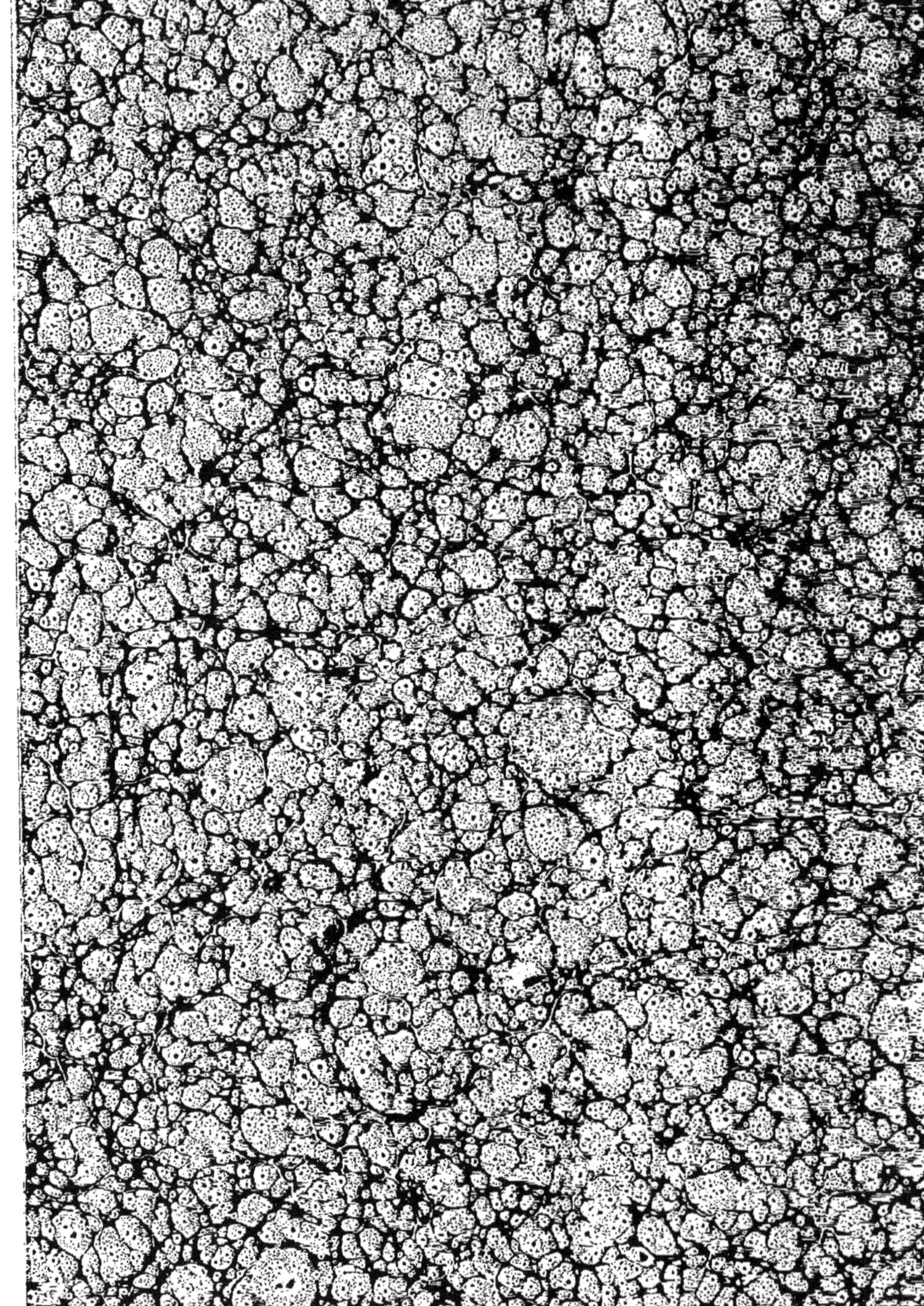

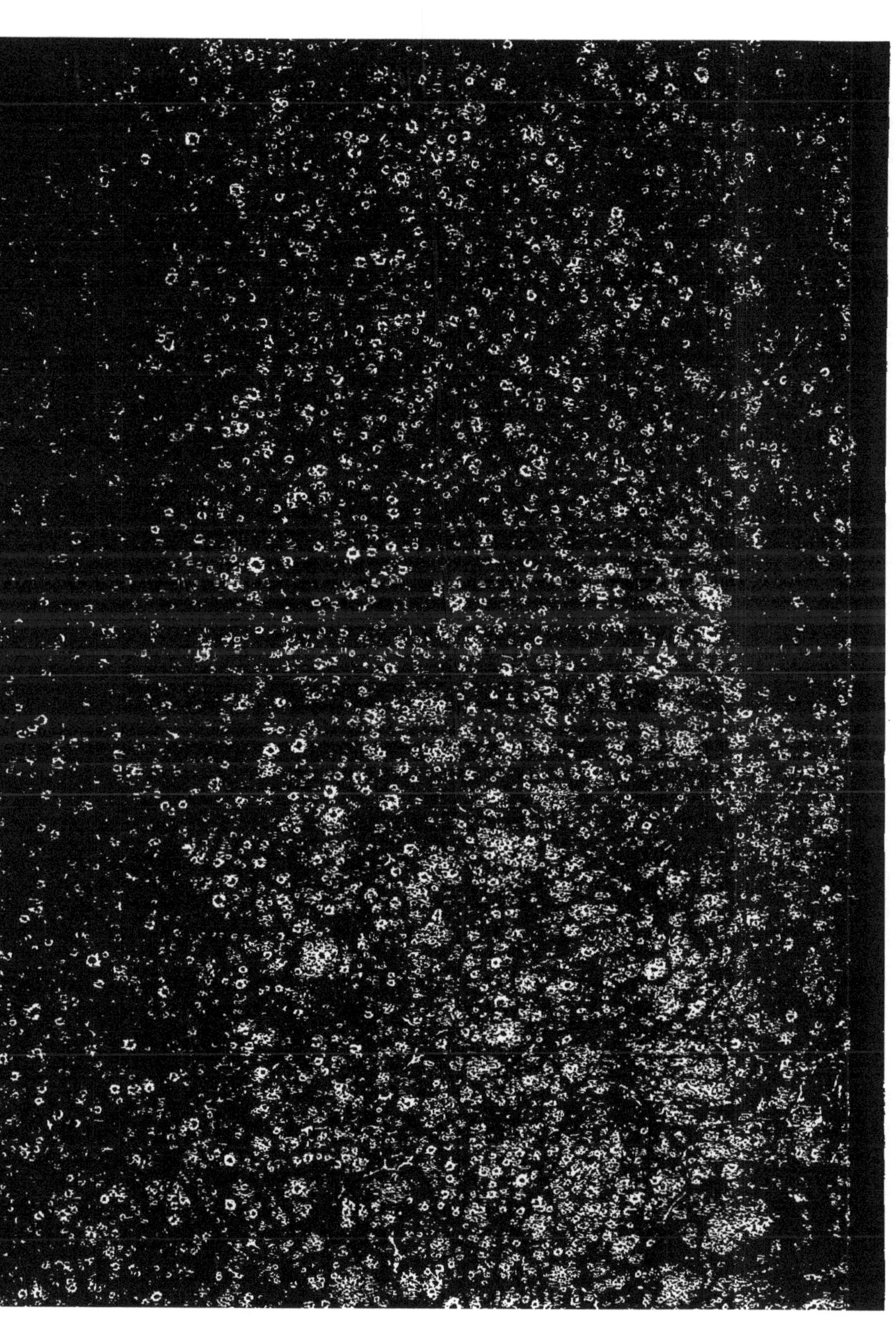

www.ingramcontent.com/pod-product-compliance
Ingram Content Group UK Ltd.
Pitfield, Milton Keynes, MK11 3LW, UK
UKHW020254250726
13967UKWH00004B/1671